ポケット介護

高齢者と家族のための

暮らしを守る制度とサービス

介護、病気からお金、成年後見まで

鈴木四季
著

技術評論社

はじめに

「家に帰りたい」そう言って、穏やかで寡黙な父は病室から検査室に移る廊下で泣き崩れました。30年以上も前、私が20代初めのことですが、今でも鮮明な記憶です。なぜ父の思う通りの最期の生活をかなえてあげられなかったのか。私にとってこの出来事は、仕事の反面教師であり原点でもあります。当時は今と違って情報収集も容易ではなく、在宅での介護や医療サービスの選択肢も限られていました。

人が最期を迎える場所は、医療や社会の変化とともに変わってきました。厚生労働省「人口動態統計」(2016年)によると、1951年には亡くなった人の8割が自宅死でしたが、年々病院死が増加し、2005年には8割を超えました。以降、病院死は少しずつ減少し、施設死が増加の傾向にあります。

2000年4月には、介護保険制度が始まり、「措置」で与えられる福祉から、利用者本人が自ら選択しサービス事業者と「契約」する福祉の時代へと変わりました。在宅生活を支える介護や医療のサービスも比較的自由に受けられるようになりました。介護保険制度と同時に、判断能力が不十分で介護や福祉のサービスなどを契約できない利用者本人を支援する成年後見制度も始まりました。

2018年の人口統計によると、65歳以上の総人口に占める割合(高齢化率)は28.1%で、75歳以上の後期高齢者の総人口に占める割合も、年々増加傾向にあります。超高齢社会は、社会全体だけではなく、私たち各々に対する差し迫った問題でもあります。

人生の終盤を、どのように介護や福祉、医療などを受けて日常生活を維持し、どのような最期を迎えるかはとても大切です。心身の低下や病気、障害、仕事や社会・地域からの離脱、家族関係の変容など、高齢化による日々の生活には、さまざまな問題が潜んでいます。不測の事態が、否応なく出現することもあります。そのときに、どのように対処するのか、自分らしい日常生活を過ごせるのか、経済的な負担をどう軽減できるか。

この仕事をしていて「なぜこんな悪い状態になるまで…」と思うことが多々あります。「何とかなるさ」という過信から、本人自身や家族が、今対処すべき重大な課題を後回しにしているのです。また、気が付かないのではなく、どのような困りごとなのか気軽に説明できない場合もあります。ほとんどの諸制度は、本人や家族等が自らの意思を表して、手続きしなければ始まりません。入口となる相談のしかたすら、わからないこともあります。

本書は、誰もが抱える可能性のある出来事（困りごと）について、利用できる制度や手続きをコンパクトに解説したものです。どこからでも、あなたが今知りたい、興味のあるページを開いてください。

自分らしく活き活きとした生活を続けていただくためにも、本書を手に取って是非ご活用いただければ幸甚です。

2020年4月

社会福祉士　鈴木四季

［高齢者と家族のための］暮らしを守る制度とサービス
——介護、病気からお金、成年後見まで

◆もくじ◆

［コラム］

※本書は令和２年（2020年）３月の情報をもとに作成しております。本書発行後に法改正や報酬改定、消費税率変更などが行われる場合もあります。また、本書の内容を運用した結果につきましては、著者および技術評論社は責任を負いかねます。あらかじめご了承ください。

▼知っておきたい介護と医療のこと

介護について
相談したい
➡P.14

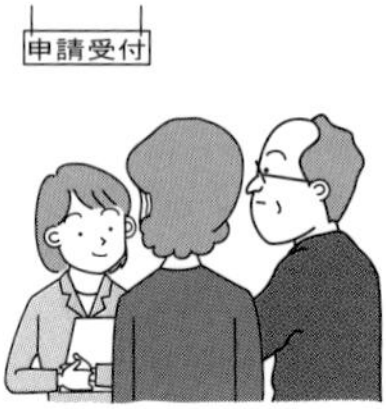

介護保険サービスを
利用できる人は？
➡P.16

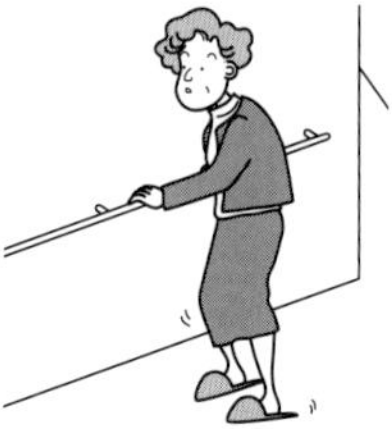

介護保険のサービス
を利用するには
➡P.18

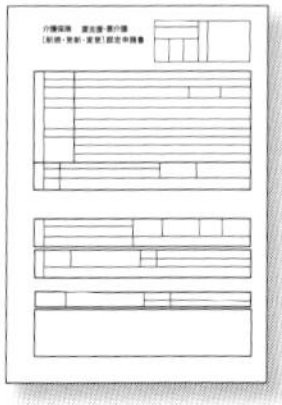

病院と診療所は
どう違う？
➡P.64

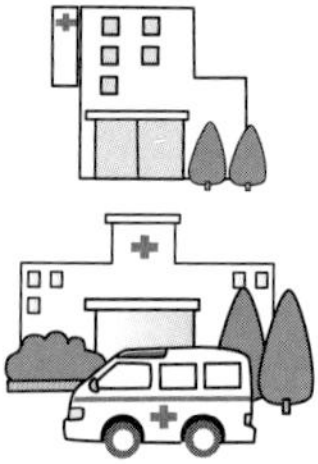

退院後の暮らしにつ
いて相談したい
➡P.71

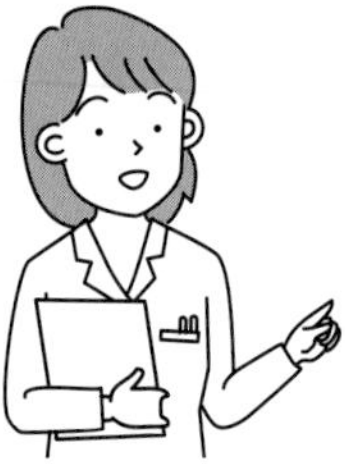

自宅で医療的ケアを
受けたい
➡P.74

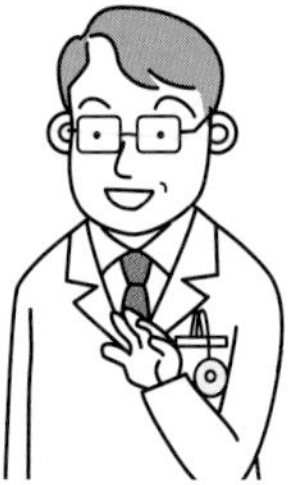

難病になったら
➡P.88

障害について
相談したい
➡P.92

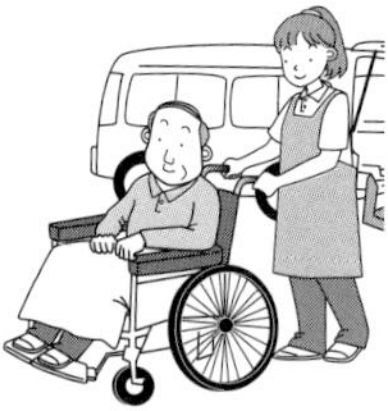

認知症かもと
思ったら
➡P.116

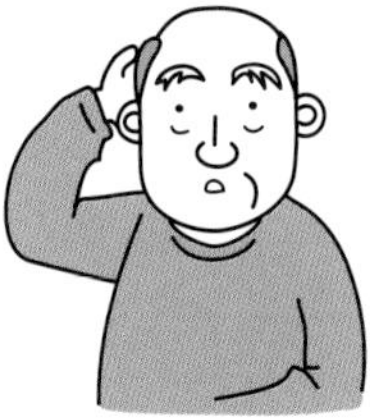

▼自宅で暮らし続けるために

自宅で受ける
介護サービスとは
→ P.34

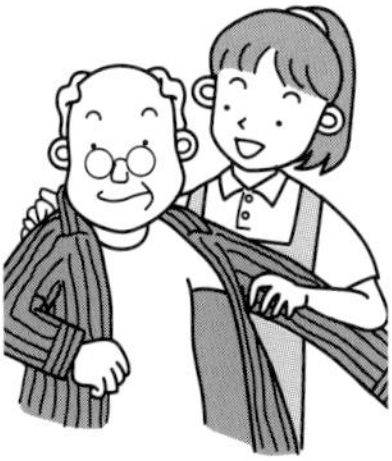

通いや泊まりの
介護サービスとは
→ P.39、46

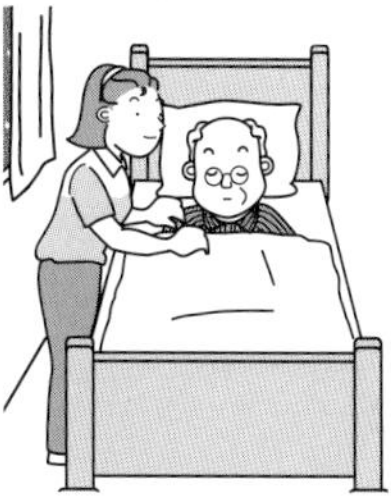

自宅で受ける
医療サービスとは
→ P.76

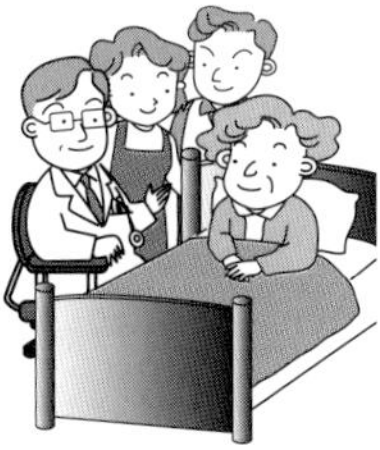

福祉用具を使いたい
→ P.42

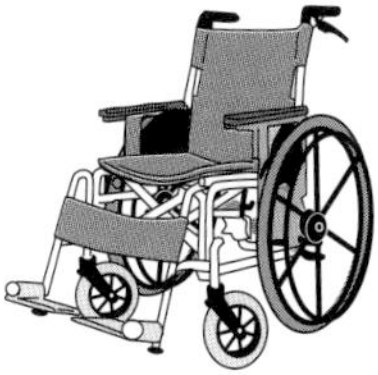

手すりの取り付けなど
住宅改修を行いたい
→ P.44

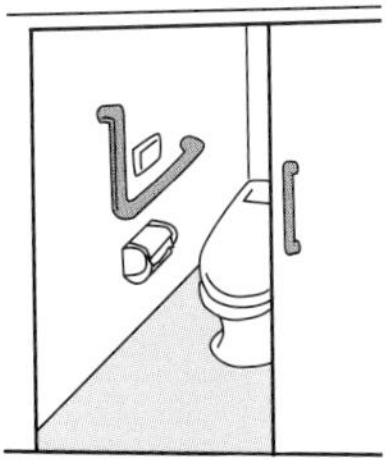

障害福祉のサービス
を受けたい
→ P.96

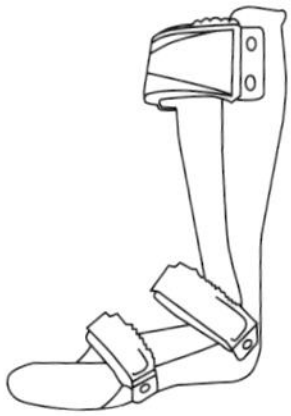

高齢者向けのすまい
にはどんなものが
ある？→ P.49

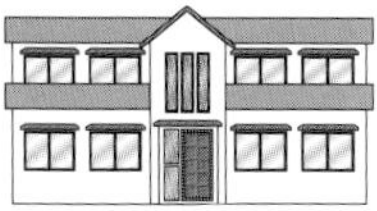

今の介護サービスに
不満があるときは
→ P.41

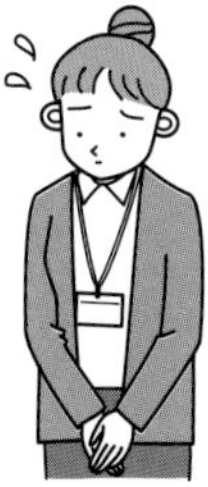

看取りについて
知っておきたい
→ P.184

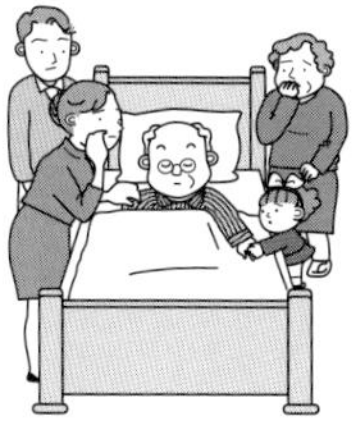

▼お金と暮らしの不安にこたえる

介護サービスの費用が高額になったら
→ P.57

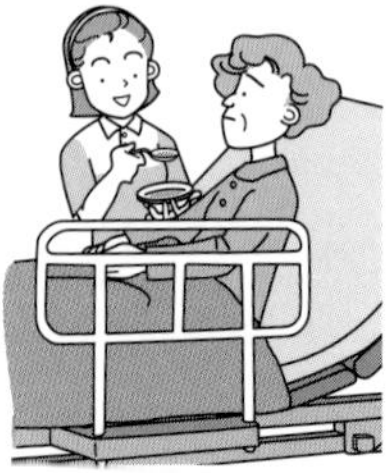

治療や入院にはどんな費用がかかる？
→ P.79

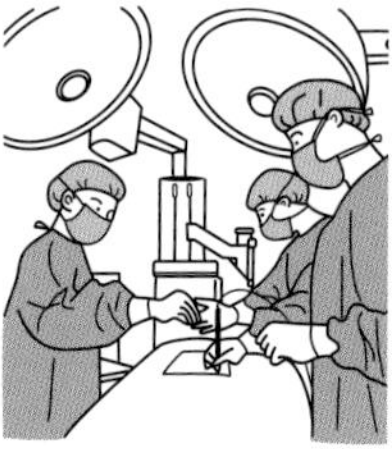

医療にかかる費用が高額になったら
→ P.82

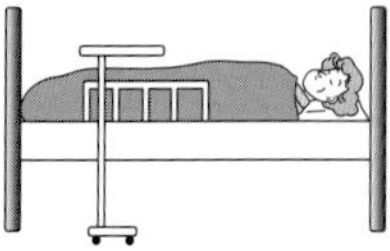

公的年金について知っておきたい
→ P.126

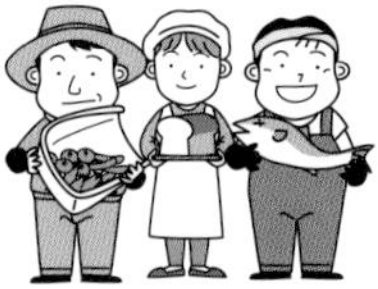

障害が残ったときの年金はどうなる？
→ P.102

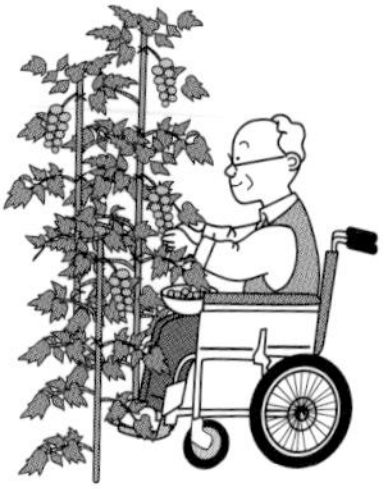

働けなくなったときにお金はどうする？
→ P.134

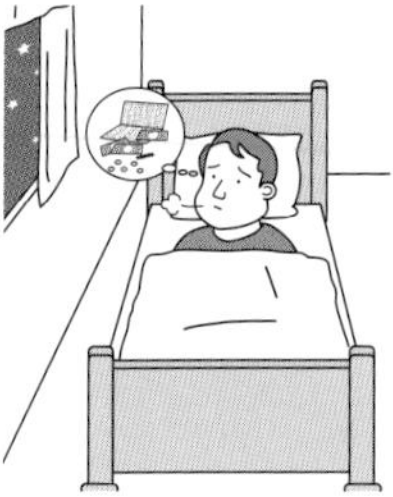

介護のために仕事を休めるの？
→ P.174

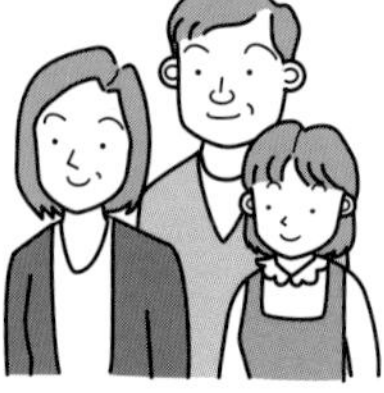

介護で仕事を休んだときの保障は？
→ P.177

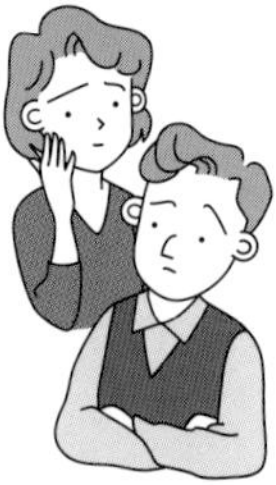

生活保護のことを知りたい
→ P.142

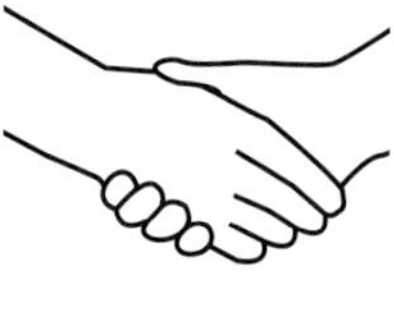

▼さまざまなトラブルを未然に防ぐために

詐欺や悪質商法に騙されているのでは？ ➡ P.152

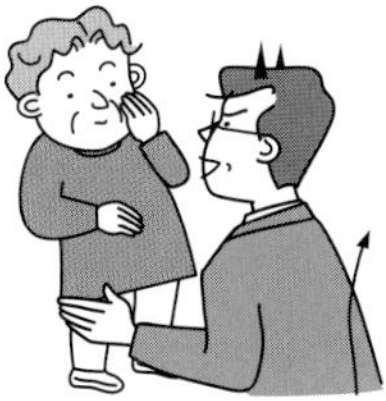

金銭管理などが難しくなってきたら ➡ P.154

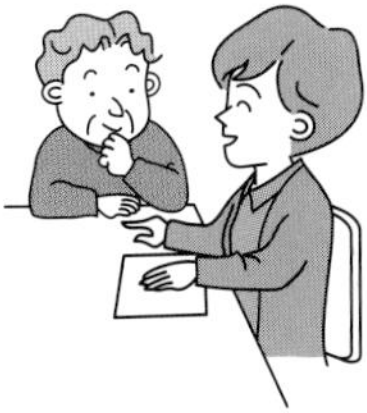

判断能力が不十分になったら ➡ P.156

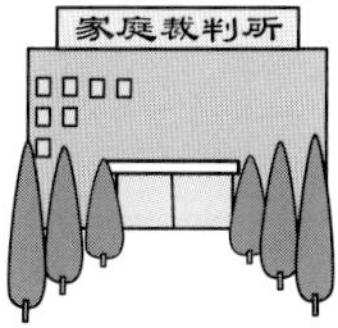

後見人等は何ができて何ができないのか ➡ P.162

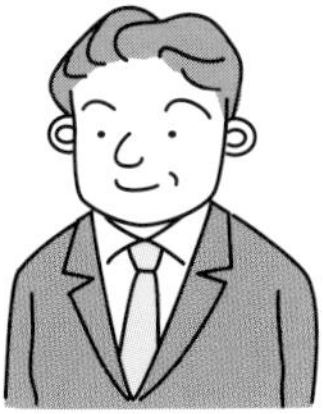

遺言書について知りたい ➡ P.188

亡くなったあとにはどんな手続きが必要？ ➡ P.192

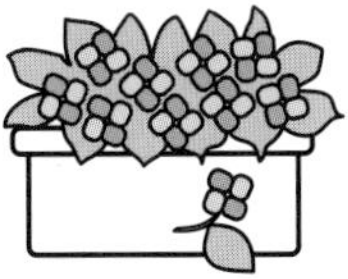

遺族が暮らしていくためのお金とは ➡ P.194

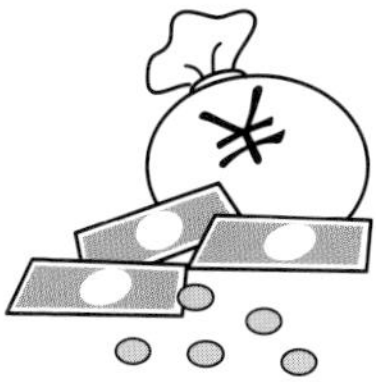

介護のストレスがたまったときには ➡ P.172

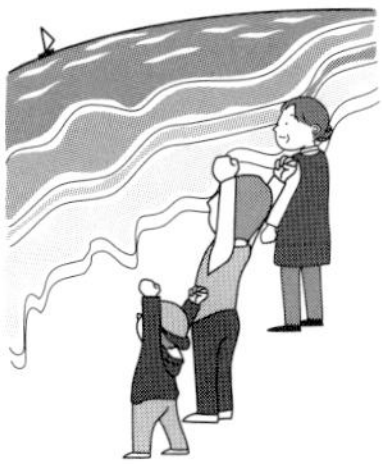

虐待を見つけたら ➡ P.170

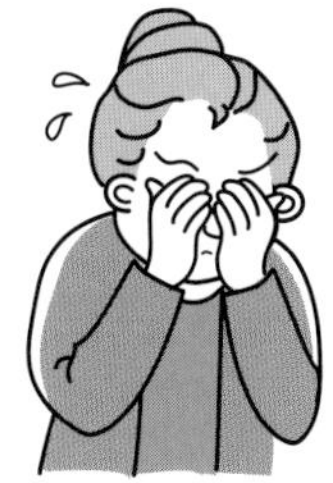

第1章

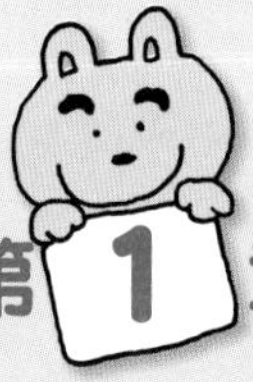

介護が必要になった

介護が必要な高齢者を同居する配偶者などが介護する「老老介護」や、介護者が家族介護のためにやむなく離職する「介護離職」、家族介護の限界による「介護放棄」などは近年、深刻な社会問題になっています。介護は、本人だけでなく家族にも大きな精神的、身体的、経済的な負担がのしかかります。自分らしくごく当たり前の日常を安心して送るために活用してもらいたい「介護保険制度」について紹介します。

1-1 介護についての相談先

介護保険制度はなかなか複雑で、サービスを利用する人やその家族が制度をすべて理解するのは大変なことです。介護について困ったら、役所の介護保険担当課や、地域包括支援センターなどを訪ねてみましょう。

市区町村の担当窓口

市区町村には、介護保険課など高齢者の担当課があります（地域によって呼び方が違います）。担当課には、わかりやすい介護保険のパンフレットがあり、基本的な説明もしてくれます。介護保険の手続きも受け付けています。

地域包括支援センター

具体的な個別の困り事や心配などは、介護保険の専門家に相談するのがいいでしょう。地域包括支援センターは、高齢者や家族などが利用できる高齢者の総合相談窓口です。費用はかかりません。市区町村から、社会福祉法人などに委託されているところがほとんどです。市区町村の介護保険担当課で聞くと教えてくれます。

地域包括支援センターでは、自宅まで専門の職員が訪問して個別の相談に応じてくれます。専門機関や専門職と協

memo

守秘義務

相談の内容については、守秘義務があります。同意を得たもの以外は口外しません。ですから、話したいことを遠慮なく存分に相談できます。

力して、個別（家族）の問題の解決に当たることもあります。気軽に何でも話してみましょう。

地域包括支援センターに常勤している専門職

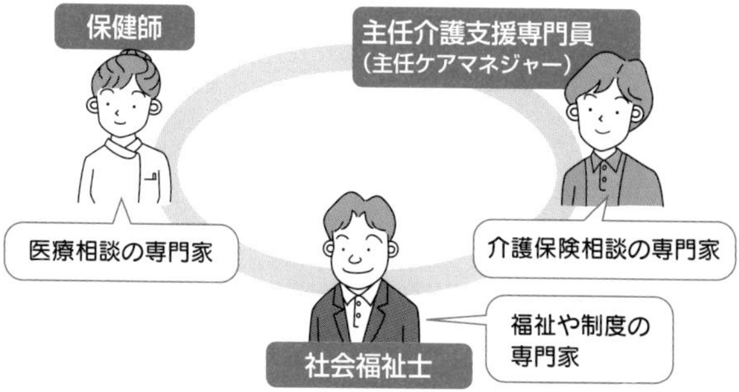

民生委員や病院の福祉相談窓口

ご近所に民生委員の方がいたり、入院や通院している病院に福祉の相談窓口（ソーシャルワーカーの配置）がある場合は、そこでも介護保険制度の相談を受け付けています。

親しくしているご近所さんで介護保険のサービスを受けている人がいれば、必ず担当するケアマネジャーがいますので、そのケアマネジャーが所属する居宅介護支援事業所を紹介してもらうのもいいでしょう。

memo

自宅への訪問

地域包括支援センターも地域にある居宅介護支援事業所のケアマネジャーも、自宅を訪問して、介護が必要な本人（利用者）の心身状態や家族の介護環境を確認しながら、介護保険の内容について具体的かつていねいに相談に応じてくれます。

1-2 介護保険のサービスを利用できる人

介護保険のサービスは、介護や支援が必要になった人が対象です。ただし、年齢によって利用条件が異なります。

65歳以上の人（第1号被保険者）

介護保険の対象は、基本的には65歳以上の人です（第1号被保険者）。介護や支援を要する人すべてが、対象となります。介護状態になった原因の疾病や障害などについては、特別な条件はありません。

40歳から64歳までの医療保険加入者（第2号被保険者）

40歳から64歳までの医療保険に加入している人（第2号被保険者）も、必要に応じて介護保険のサービスを受けることができます。ただし、65歳以上の人と違い、要介護状態となった原因が厚生労働省の定めた16種類の特定疾病という条件があります（➡右頁の表）。

申請が必要です

介護保険のサービスを利用するには、介護状態（要介護度）を判断する要介護認定の申請が必要です。

65歳以上の人の場合、要介護認定か、総合事業（➡P.40）のサービス利用にするかを振り分ける「基本チェックリスト※」が行われます。

※ 基本チェックリストは、日頃の暮らしぶりや、心身の状態をチェックして、介護予防に役立つサービスにつなげるためのものです。なお、40歳〜64歳の人は、全員要介護認定の対象となります。

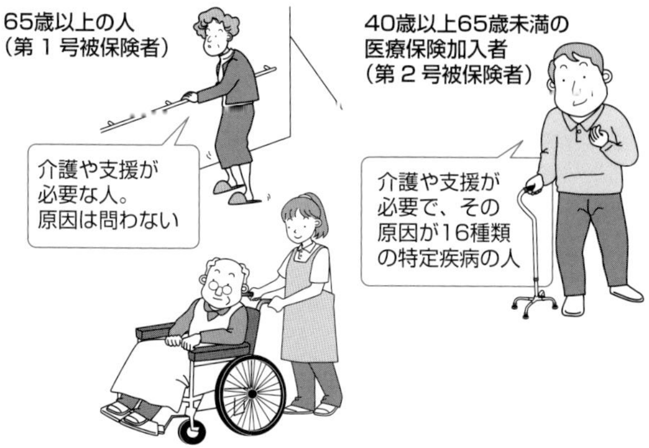

厚生労働省の定める16種類の特定疾病（老化が原因の疾病）

①	末期がん
②	筋萎縮性側索硬化症
③	後縦靭帯骨化症
④	骨折を伴う骨粗鬆症
⑤	多系統萎縮症
⑥	初老期における認知症
⑦	脊髄小脳変性症
⑧	脊柱管狭窄症
⑨	早老症
⑩	糖尿病性神経障害、 糖尿病性腎症および糖尿病性網膜症
⑪	脳血管疾患（外傷性を除く）
⑫	進行性核上性麻痺、 大脳皮質基底核変性症およびパーキンソン病
⑬	閉塞性動脈硬化症
⑭	関節リウマチ
⑮	慢性閉塞性肺疾患
⑯	両側の膝関節または 股関節に著しい変形を伴う変形性関節症

1-3 介護保険サービスの利用に必要な手続き

介護保険のサービスを利用するには、要介護・要支援認定の申請手続きが必要です。

①要介護・要支援認定の申請

申請は、利用者本人や家族が直接、市区町村の介護保険の担当課窓口で行うこともできますが、事前に地域包括支援センターや地域のケアマネジャーに相談するのがよいでしょう。利用者本人や家族から聞き取り、申請の手続きを行ってくれます。

● 主治医をどうするか

申請（用紙）には、利用者本人や家族の基本情報、主治医の連絡先の記入欄があります。主治医の欄には、普段から通院していて本人の病歴や現状をよく知っているかかりつけ医を記入します。介護が必要となった要因によって、内科や整形外科などがよい場合もありますが、基本的には、本人の状態が診断できれば構いません。

かかりつけの病院やクリニックが全くない場合は、要介護・要支援認定申請の前に、申請のための医師の診察を受けなければなりません。診察の際に介護保険申請の希望と主治医意見書の作成について了解を得ましょう。

市区町村では、申請書を受理すると、そこに書かれた主治医に「主治医意見書」の作成を依頼します。なお、主治医意見書の作成にかかる費用には、申請者の負担はありません。

要介護・要支援認定の申請から認定まで

❶ 認定の申請

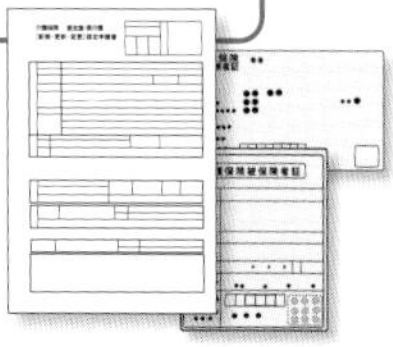

要介護・要支援認定申請書
＋
介護保険証（65歳以上）
または
健康保険証（40歳～65歳未満）

原則30日以内

❷ 認定の審査・判定

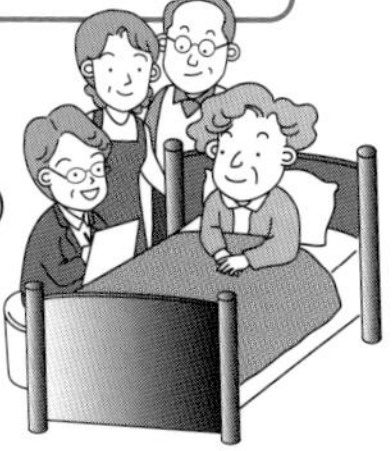

① 調査
（生活している場所。
自宅や特養、病院など）
（基本調査74項目・
特記事項）

② 主治医意見書

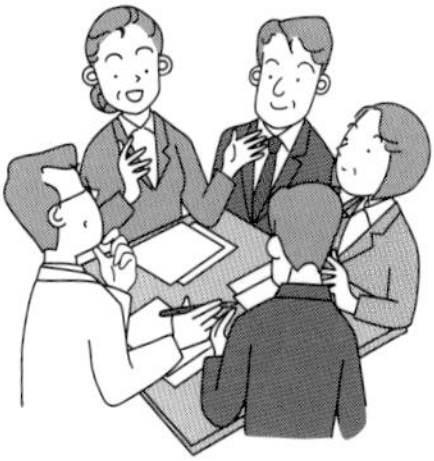

③ 介護認定審査会
居宅での調査と、
主治医意見書の内容
により総合的に判定

❸ 認定結果の通知

注意! **申請前に主治医へ伝達を**

主治医意見書の作成が遅れて、認定結果が遅れる場合があります。主治医の意見書は、定期的に通院しているかかりつけの病院（クリニック）があれば、受診した際に主治医に「今度、介護保険を申請するので、市区町村から主治医意見書の依頼があると思いますが、よろしくお願いします」と一声かけておくと、よいでしょう。

注意! **認定前のサービス利用について**

介護サービスの利用は、認定結果の通知（要支援・要介護認定）が届いていなくても、介護認定を申請した日から、さかのぼって利用できます。ですが、要介護度が未定なので（非該当の場合は介護保険を利用できません）、介護保険サービスの内容や費用の計算は、結果が出るまでは保留となります。初めて介護保険を利用する場合は、緊急の事情がなければ、結果を確認してから、介護サービスの利用を開始するのが無難かもしれません。ケアマネジャーによく相談しましょう。

②要介護・要支援認定の調査と審査

● 認定調査

直接、認定調査員が訪問する認定調査では、利用者本人の生活する場所（居宅）で、どのくらいのケア等が必要なのかを総合的な調査によって確認します。

・調査の場所

基本的には本人の生活している居宅ですが、入院・施設入所している場合は、病院や施設で行います。

・調査の日時

認定調査の日時は利用者本人や調査に立ち会う家族と調整して決めますが、平日の日中に行われることがほとんどです。家族が仕事をしている場合は、休まなければならないこともあります。

発熱などがあるときは避けます。体調が整ってからにしましょう。

・調査の内容

認定調査では、本人の心身状態から生活状態、認知状態、社会生活、医療行為などを聞き取ったり、実際に本人に動作を行ってもらうことで、介護の必要量を確認します。

◉認定調査で聞かれること

① 身体のこと

身体の機能について確認するほか、座ったまま「片足を上げてみてください」など、調査員が本人に指示して実際に動作を行うこともある

② 日常の生活のこと

食事摂取・トイレ・入浴・着替えなどについて

③ 認知機能に関すること

認知症の症状や徘徊、問題行動、感情の起伏、介護拒否など

※ 本人に自覚がなかったり本人の前では家族が話しづらい場合は、調査前に打ち合わせて本人のいない場所にしたり、時間を変えて調査員に伝えます。

④ 社会生活

金銭管理、買物、外出など

⑤ 医療行為

最近行った点滴、透析など

片足を上げてみてください

● 認定調査にあたって留意すること

・立ち合いは必須

本人が独居の場合や受け答えが苦手な場合（認知症や疾病でコミュニケーションが困難な場合等）だけでなく、日頃の本人の心身や生活状態をよく知っている家族等が、必ず立ち会います。

・調査と認定結果

調査は、普段の生活状況から、どのくらい介護の手間がかかるのかを確認するためのものですから、本人の現在の病状や家族の要望が必ずしも認定結果（介護度など）に反映されるわけではありません。

・具体的に状況を伝えよう

直近1か月程の状況を伝えます。基本項目に関連するチェックだけでは不十分な場合は、調査員が「特記事項」に記述しますから、気になる項目は、できるだけ具体的な事情や状況を調査員に伝えます。

例 自宅の玄関で転倒し、右大腿骨頸部骨折（人工骨手術）をして、それ以来、家族の支えがなくては立ち上がりができにくくなっています。

・本人の話を受け止めてから、訂正や説明を

高齢の方は、生活や自身の状態に関することで、自覚がない場合や自尊心から、調査員の質問に普段できないことを「できる」「困っていない」と話すことがあります。そのような場合は、いったん本人の話を受け止め、事後、立ち会いの家族が訂正や説明をする配慮が必要です。

家族は、最近の本人の行動や言動や困ったことなど、伝

えたい事柄をメモにまとめておくとよいでしょう。

認定審査

　生活の場を調査員が訪問して行った基本74項目の調査と主治医意見書とを合わせて、有識者等の集まりである認定審査会で検討され、最終的に要介護度が決定します。

③認定結果通知

　認定結果は原則1か月以内に決定（あるいは非該当）して、有効期限などが明記された被保険者証が届きます。申請から決定通知まで30日以内と定められていますが、主治医意見書等の遅れなどで結果通知が遅れる場合もあります。

　認定結果とともに、介護保険の保険証（介護保険被保険者証）が届きます。介護保険の保険証には、要介護度や認定年月日、認定の有効期間などの情報が記載されています。

介護保険被保険者証

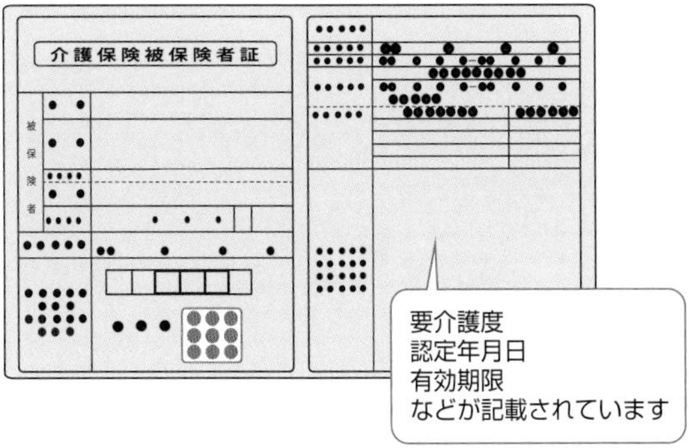

1-4 要介護度と利用できるサービス

要介護・要支援の認定を受けたら、介護保険のサービスを利用することができます。

利用できる介護保険サービスは要介護度で違う

介護の必要性の度合いを示す要介護度によって、利用できるサービスの種類や、1か月に使える金額（支給限度額）が異なります。

要介護度と利用可能なサービス

<table>
<tr><td rowspan="2">要支援</td><td>1</td><td rowspan="2">介護予防サービス
地域密着型介護予防サービス</td><td rowspan="2"></td></tr>
<tr><td>2</td></tr>
<tr><td rowspan="5">要介護</td><td>1</td><td rowspan="5">居宅サービス
地域密着型サービス</td><td rowspan="2"></td></tr>
<tr><td>2</td></tr>
<tr><td>3</td><td rowspan="3">施設サービス</td></tr>
<tr><td>4</td></tr>
<tr><td>5</td></tr>
</table>

memo **要介護認定で非該当（自立）となった場合**

介護保険サービスの利用は、要介護状態の認定が前提となりますが、要支援・要介護認定で非該当（自立）と認定された方も、市区町村が地域の実情に応じて実施する介護予防・日常生活支援総合事業（総合事業）のサービス（➡P.40）を利用できることがあります。

要介護度の目安

介護の負担 軽 → 重

要介護度	状態の目安
要支援 1 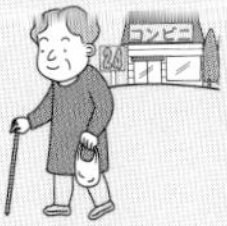	日常生活は基本的に自立。家事の一部に支援が必要。
要支援 2 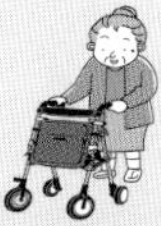	家事や身の回りのことに一部支援が必要。
要介護 1 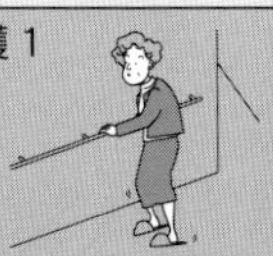	手すりに伝わって歩くなど、歩行が不安定で、一人での外出が難しい。身の回りのことに部分的な介助が必要。
要介護 2 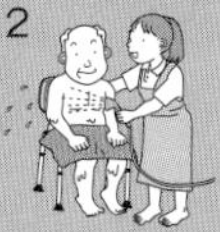	入浴や排せつなど、身の回りの多くのことに介助が必要。
要介護 3 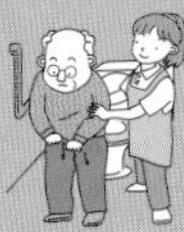	歩行から排せつまで、日常生活のほぼすべてに介護が必要。特養に入所できる。
要介護 4 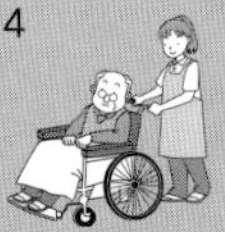	寝たきりではないが、介護なしで日常生活を送るのが難しい。
要介護 5 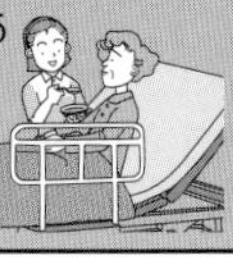	寝たきりで自分で寝返りが打てない。日常生活全般に全面的な介護が必要。

※ これらの状態はひとつの目安で、必ずしもすべての人に当てはまるわけではありません。

居宅サービス（自宅を中心に利用する）

●訪問を受けるサービス

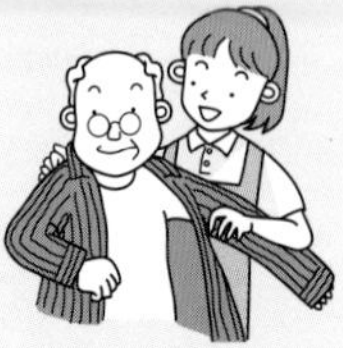

訪問介護（ホームヘルプ）➡P.34
訪問入浴介護 ➡P.36
訪問看護 ➡P.37
訪問リハビリテーション ➡P.36
居宅療養管理指導 ➡P.38

●施設に通って受けるサービス

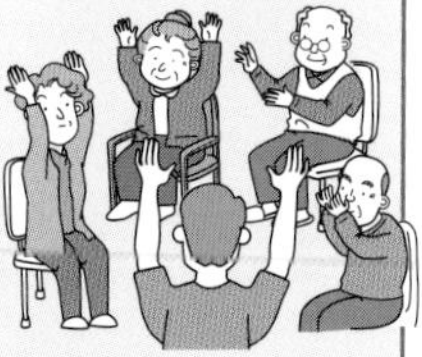

通所介護（デイサービス）➡P.39
通所リハビリテーション
（デイケア）➡P.40

●施設に短期間泊まって受けるサービス

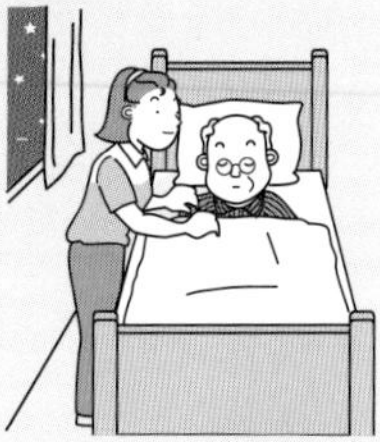

短期入所生活介護
（ショートステイ）➡P.46
短期入所療養介護 ➡P.47

●生活の環境を整えるサービス

福祉用具貸与 ➡P.42
特定福祉用具販売 ➡P.44
住宅改修 ➡P.44

●有料老人ホームで受けるサービス

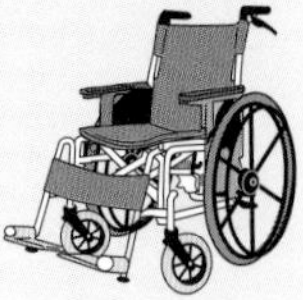

特定施設入居者生活介護 ➡P.48

地域密着型サービス（地域で暮らす）

●住み慣れた地域で暮らすための地域に密着したサービス

定期巡回・随時対応型訪問介護看護 ➡ P.38
夜間対応型訪問介護 ➡ P.38
認知症対応型通所介護 ➡ P.39
地域密着型通所介護 ➡ P.39
認知症対応型共同生活介護
（グループホーム） ➡ P.54
小規模多機能型居宅介護 ➡ P.48
看護小規模多機能型居宅介護 ➡ P.48

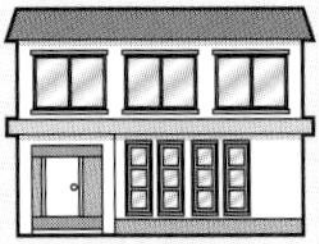

●地域密着型の施設※に入って受けるサービス

地域密着型特定施設
入居者生活介護 ➡ P.48
地域密着型介護老人福祉施設
入所者生活介護 ➡ P.48

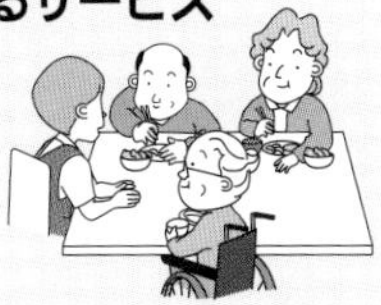

施設サービス（介護保険の施設に入って受けるサービス）

介護老人福祉施設
（特別養護老人ホーム、特養） ➡ P.50
介護老人保健施設（老健） ➡ P.50
介護療養型医療施設
（2024年3月末廃止予定） ➡ P.51
介護医療院 ➡ P.51

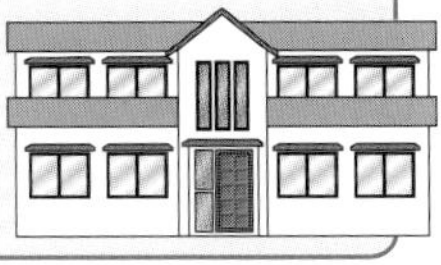

※ 家庭的な雰囲気があり、地域や家族との結びつきを重視しています。要支援 1・2 の人は利用できません。

1-5 介護保険のサービス利用にかかる費用

介護保険を利用する場合、要介護度によって利用できるサービスの上限が決まります。また、収入により、費用の負担割合も異なります。

要介護度と利用できるサービスの金額

介護保険では、要介護度ごとに、利用できるサービスの金額（区分支給限度基準額）が決められています。限度内であれば1割から3割の自己負担で、サービスを利用できます。

要介護度と1か月に利用できるサービスの金額
（1単位※1＝10円で計算した場合）

要介護度と区分支給限度基準額※2	
要支援1	50,320円
要支援2	105,310円
要介護1	167,650円
要介護2	197,050円
要介護3	270,480円
要介護4	309,380円
要介護5	362,170円

※1 介護保険では、物価や人件費などを勘案して地域ごとに地域単価が定められています。1単位の基本単価は10円ですが、住んでいる地域やサービスによって異なります。
※2 居宅療養管理指導や特定施設入居者生活介護、認知症対応型共同生活介護などは、区分支給限度基準額とは別枠になります。また施設サービスには区分支給限度基準額の設定がありません。

収入と利用者負担の割合

要介護度に応じて、介護保険適用分（区分支給限度基準額）の枠内であれば、介護サービスの利用費用は、1割から3割までの割合で利用者の自己負担となります。負担割合は、市区町村より発行される介護保険負担割合証に記載されています。原則、所得などに応じて決められています。なお、介護保険の自己負担分以外に、食費など実費がかかる場合があります（➡P.31）。

利用者負担の判定

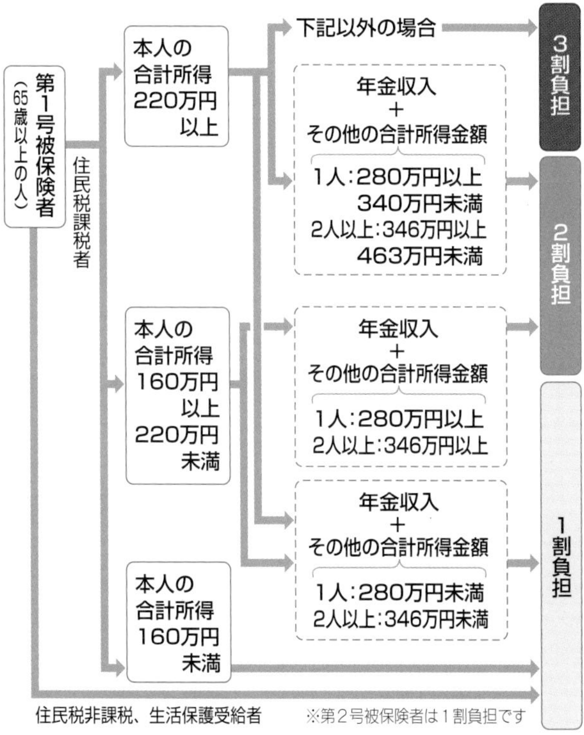

※合計所得金額は、収入から公的年金控除などの控除額を引いたあとの金額です。

厚生労働省資料をもとに作成

また、高額介護サービス費により、自己負担の上限額を超えた分は払い戻されます（➡P.57）。

利用限度額を超えた分

利用者負担のイメージ

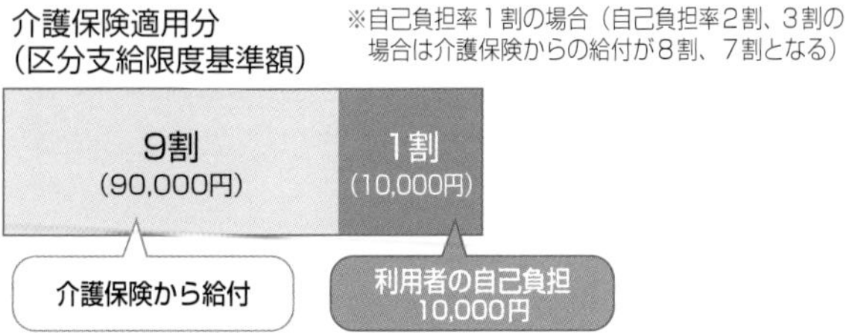

区分支給限度基準額を超えて介護サービスを利用した場合
（要介護 2 の人が 1 か月に 214,400 円分サービスを利用）

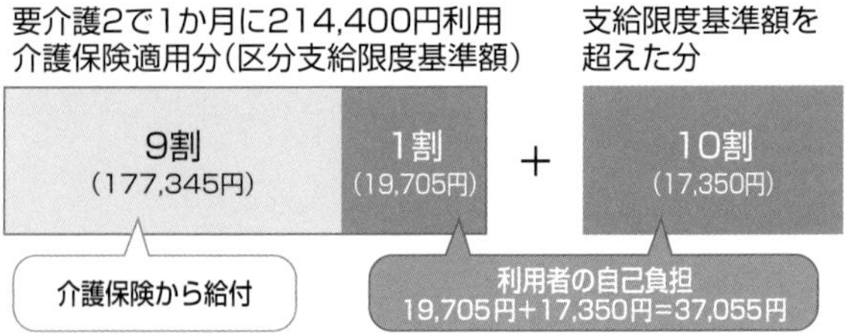

介護保険外でかかる費用もある

介護保険のサービスを利用する場合、総額がどのくらいになるか確認は必要です。介護サービス費のほかに、介護保険でまかなわれない食費や滞在費、レクリエーションの実費、理美容代などの日常生活費がかかるからです。これらは全額自己負担となります。

担当のケアマネジャーが、提示するサービス利用票・別表には1か月の介護サービス費総額の1割（または2割3割）の費用しか記載されていません。しかし、デイサービスやショートステイを利用した場合、介護保険外（食費、滞在費等）の利用者全額負担分があることも留意しなくてはなりません。

たとえば、介護保険のショートステイ（特別養護老人ホームや老人保健施設への短期入所）を利用した場合の費用は、次のようになります。

ショートステイなど、短期間入所して利用するサービスの場合の費用

介護保険サービス費 ＋ 日常生活費等 ＋ 食費 ＋ 滞在費

- 介護保険サービス費：1割（2～3割）自己負担分
- 日常生活費等：理美容代、嗜好品代
- 食費・滞在費：※介護保険負担限度額認定にて1段階～3段階減額される場合もあります（➡P.138）

1-6 認定後の介護保険サービス利用までの流れ

要介護認定を受けたら、居宅介護支援事業者(ケアマネジャー)と契約して、介護のための各種サービスの利用計画(ケアプラン)をつくります。ケアプランが決まったら､デイサービスやヘルパーなどのサービス事業者と契約しサービス開始です。

介護保険のサービス利用までの流れ

①アセスメント

ケアマネジャーは、本人や家族から依頼（契約）を受け、本人・家族について基本的な情報を収集します。住環境や家族構成から、本人や家族の事情、意向（要望）、困りごとまでを聞き取り、何が必要で何が足りないのか、どのような課題（ニーズ）があるかを分析します。

②ケアプランの作成

ケアマネジャーは、アセスメントや本人・家族の意向をもとに、利用者が適切なサービスを受けられるよう、ケアプランを提案します。ケアプランは、本人・家族と介護保険サービス事業者とが話し合うサービス担当者会議で、同意のうえ決定します。

③介護保険サービスの利用

決定したケアプランに組み込まれている介護保険サービスについては、サービスを提供する事業者が重要事項（内容や費用、苦情申立方法など）を説明します。利用者が同意し契約を交わしたら、実際のサービスが開始されます。

④モニタリング

ケアマネジャーは、自宅を訪問して毎月必ず本人や家族の心身や生活状況、サービス利用状況を確認します。本人の状態が変わった場合などサービスの調整や修正が必要なとき、要介護認定が更新されたときは再度アセスメントからの①〜④の手順を行います。

要支援の場合は原則、地域包括支援センターのケアマネジャーがケアプランを作成します。

なお、ケアマネジャーに直接支払う費用はありません（介護保険から全額支払われます）。

介護サービス利用の流れ

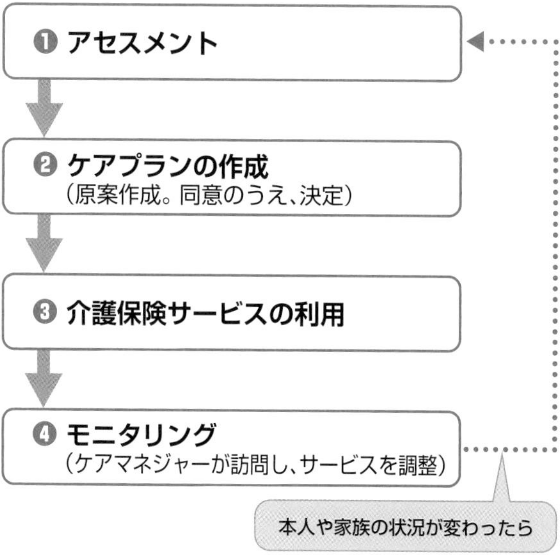

1-7 家にやってきてくれる介護サービス

日常生活の手助けをするサービスには、訪問介護があります。訪問介護員(ホームヘルパー)が自宅を訪問し、身体の介護や生活の援助などを行います。

訪問介護(ホームヘルプ)

- 身体の介護（身体介護）

  着替えや食事、入浴、排せつなどを手助けします。

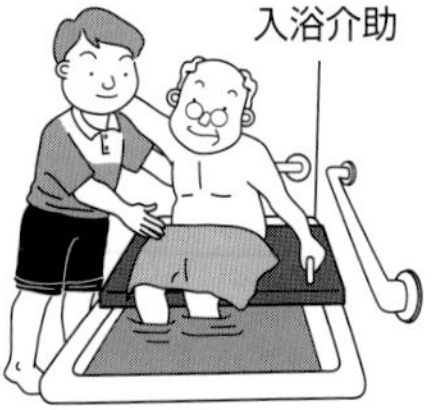

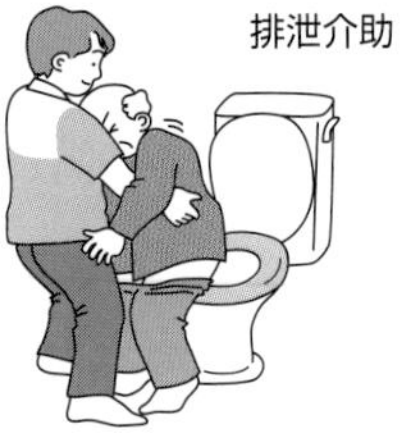

- 生活の援助（生活援助）

  食事の準備や掃除、洗濯、買い物など、日常の家事を行います。

- 通院のための乗車または降車の介助（通院等乗降介助）

  いわゆる介護タクシーです。乗り降りの介護料に介護保険が使えます。タクシーの運賃は別途かかります。

● 訪問介護で頼めないことと介護保険外の自費サービス

介護保険で利用できるのは、日常生活を送るのに最低限必要な家事だけです。それ以外の庭の草むしりや窓ふき、ペットの世話などは、介護保険の対象外です。

同居家族が掃除、洗濯などを行える場合、生活援助のサービスは利用できません。利用者以外の家族の食事の支度、掃除や洗濯などもできません。病院内のヘルパー付き添いなども原則、介護保険の適用外です。

◉訪問介護でできないこと

- 病院内や娯楽や趣味、地域の行事、冠婚葬祭などへのヘルパーの付き添い
- 原則、利用者本人以外の家族の調理
- 普段、利用者本人が使用しない場所の掃除や自動車の洗車、庭の草むしり、大そうじ
- ペットや草花の世話
- 役所、金融機関への手続き、金銭や物の授受
- 摘便、浣腸、排尿カテーテルの挿入、座薬の挿入等の医療行為、リハビリ、マッサージなど

これらが必要な場合、医療行為等については、主治医の指示による訪問看護等で行える場合もあります。

memo **自費の介護サービス**

事業者によっては、介護保険のサービスと一緒に、契約により保険外の有償自費サービスを行っているところもあります。病院の付き添い（移送サービス）、自宅全般のメンテナンス（清掃）、庭の樹木の伐採、草取り、墓参りの代行、車いすでの介助者付き旅行（冠婚葬祭の同行）、などがあります。値段は介護保険利用に比べて割高ですが、必要に応じて利用を検討してみるのもよいでしょう。

訪問リハビリテーション

理学療法士、作業療法士、言語聴覚士などのリハビリ専門職や看護師が自宅を訪問し、個別の状況に配慮してリハビリを行います。

リハビリは、病気やけがなどで障害を負った人が、以前と同じような生活が送れるように訓練を行うものですが、高齢者のリハビリは、身体機能（運動機能・栄養状態）の改善だけではなく、生きがいや自己実現といった生活の質（QOL）の向上、日常生活の指導・助言、介護相談、家族支援など、多様な内容となっています。介護保険で訪問リハビリを利用する場合、ケアプランに基づいて時間や回数（目安は1回20分、週6回限度）が設けられています。

施設のような機器はありませんが、住み慣れた自宅で、生活状況に合わせてリハビリが受けられます。利用には、主治医の指示が必要です（➡P.78）。

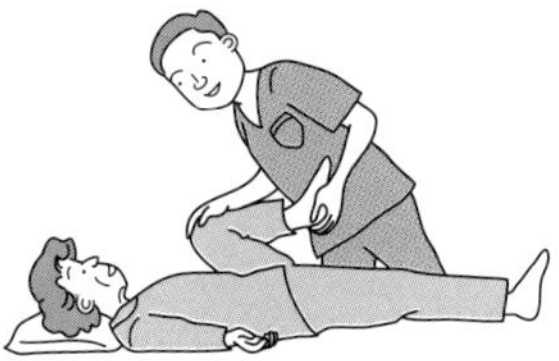

訪問入浴介護

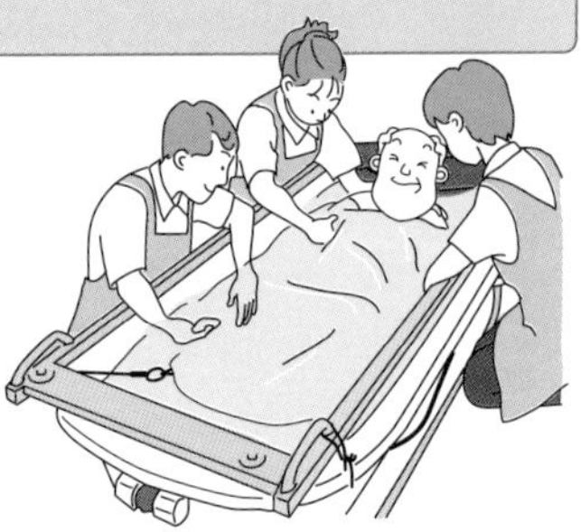

心身の状態からデイサービスに行けず、自宅での入浴を望む人向けのサービスです。利用者の自宅へ組み立て式の専用の浴槽を持参し、入浴前後にバイタルチェック

（血圧や体温、脈拍など）を行い、入浴に問題がないか確認します。所用時間は1時間位で、畳2枚ほどのスペースがあれば利用できます。

訪問看護

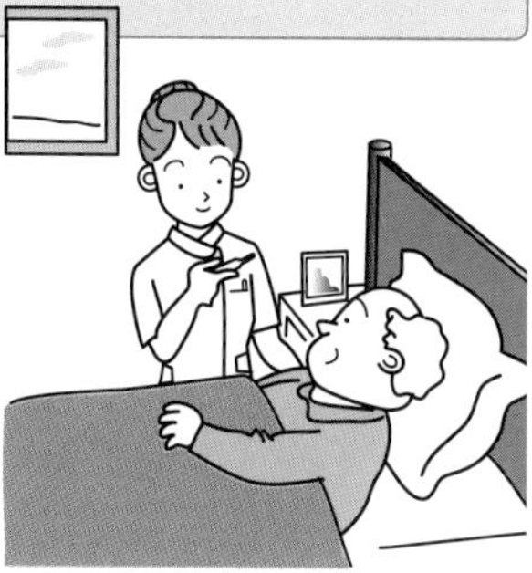

看護師などが自宅を訪問し、主治医の指示（訪問看護指示書）に基づいて、病状や体調の観察と管理、医療的な処置や療養上の世話、家族へのアドバイスなど、さまざまな面から自宅での療養生活をサポートします。

● 訪問看護指示書

主治医の「訪問看護指示書」が必要です。訪問看護を行っている事業者は、訪問看護ステーションまたは病院・診療所です。なお、訪問看護ステーションと病院・診療所とでは、利用料金が異なります。

● 介護保険か医療保険か

訪問看護では介護保険か医療保険が適用されますが、要介護等の場合は、介護保険が優先されます。末期がんや難病などの場合と、利用者の急性増悪等で主治医が頻回な訪問看護が必要と判断し「特別訪問看護指示書」を交付した場合は、医療保険での利用となります（➡P.77）。

居宅療養管理指導

通院が困難な人に、医師、薬剤師、歯科衛生士、管理栄養士などが療養に必要な日常生活での注意点の指導や、アドバイスをします。

夜間対応型訪問介護、定期巡回・随時対応型訪問介護看護

夜間（18時〜8時）、定期的に利用者の自宅を訪問（定期巡回）したり、利用者からの要請に応じて随時訪問（随時対応）したりするサービスです。定期巡回・随時対応型訪問介護看護は、24時間体制で訪問看護と訪問介護を組み合わせて提供します。利用者にとっては便利なのですが、事業者の数が少なく利用できる地域が少ないのが難点です。

memo

市区町村独自のサービス

介護保険とは別に市区町村が独自に行っている高齢者向けの福祉サービスがあります。

例 紙おむつ支給／配食サービス／緊急通報システム／徘徊位置検索サービス／日常生活用具（火災報知器・消火器・電磁調理器）給付／ゴミ出し支援サービス／訪問理美容サービス／公衆浴場入浴料助成／寝具洗濯サービスなど

市区町村により、通称（呼び方）や内容が異なります。地域性やニーズに合わせて、独自のサービスを提供しているところもあります。最寄りの地域包括支援センターに、今自分が困っていることを何でも話すことで、必要なサービスが見つかるかもしれません。

1-8 家から通って受けられる介護サービス

日帰りで施設に通い、ケアやリハビリなどが受けられるサービスがあります。在宅高齢者が外出の機会を得られるだけでなく、介護者の負担軽減にも役立ちます。

デイサービス(通所介護、地域密着型通所介護)

日帰りでひとつの場所に高齢者が集まり、食事や入浴、体操やレクリエーションなどを行います。楽しく社会交流しながら日中を過ごすことが目的です。畑を耕す、パチンコ風のゲームや麻雀、温泉風の風呂を楽しむなど、施設によって特徴があります。

認知症や若年性認知症の人のためのデイサービス（認知症対応型通所介護）もあります。

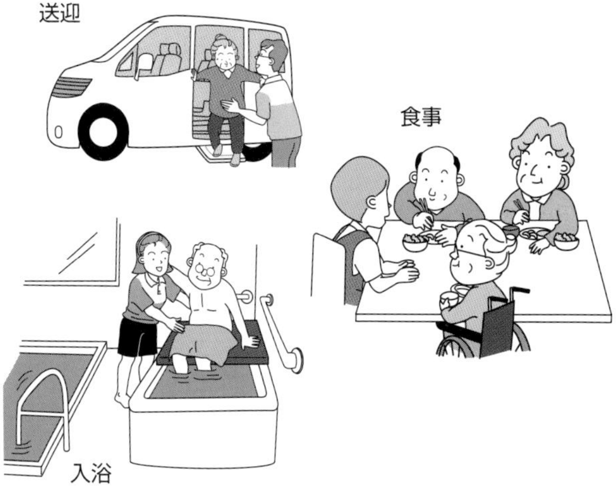

デイケア（通所リハビリテーション）

デイサービスと似ていますが、通ってリハビリを行うことが目的です。医師の指示のもと、作業療法士や理学療法士が計画的に個別や集団での訓練を行います。場所は病院や老人保健施設などの医療施設です。トレーニングマシンがずらりと並び、半日のリハビリだけで食事や入浴はなしという、スポーツジム的な設備のあるところもあります。

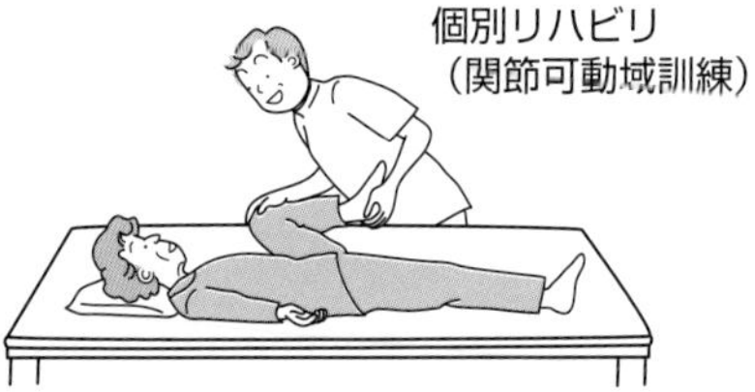

memo

介護予防・日常生活支援総合事業（総合事業）のサービス

総合事業は、各市区町村が地域の実情に応じて提供するサービスで、基準や単価も市区町村が決めます。窓口は、地域包括支援センターです。

- **介護予防・生活支援サービス事業**
  対象：要支援者および基本チェックリスト該当者
  訪問型サービス（調理・掃除・洗濯など生活の手助け）
  通所型サービス（施設での体操や筋トレ、食事など）
  生活支援サービス（配食・独居高齢者の見守りなど）
  介護予防ケアマネジメント（介護予防のケアプラン）
- **一般介護予防事業**
  対象：65歳以上　介護予防のプログラムなど

Column 介護サービスに不満を感じたら

デイサービスやヘルパーなど介護保険サービス事業者への不満や苦情は、担当のケアマネジャーに相談します。ケアマネジャーは、福祉の専門職として、守秘義務があり、訪問日以外でも利用者本人や家族の立場に立って解決の糸口を見つけてくれます。利用する人の状況とサービス事業者の実情の間に立って、常に本人にとってより良いサービス（環境）を模索しています。

たとえば、地域のデイサービスを利用する場合、地域で評判がいいからといって、すべての人に良いというわけでもありません。不安なことや不満があれば、遠慮なく、ケアマネジャーに相談しましょう。「特定の介護担当者や、デイサービスでの同じ曜日の利用者と合わない」「活動を強要されるのが嫌」「何となく雰囲気がにぎやかで落ち着かない」などの理由でも構いません。ケアマネジャーも心地よく楽しく介護保険サービスの利用を続けてもらいたいという思いで調整しています。

また、担当のケアマネジャーが苦手で変えてもらいたいときは、ケアマネジャーが所属する事業所の所長（責任者）と相談しましょう。また、近くの地域包括支援センター（➡P.14）に相談することもできます。介護保険制度の特徴は、利用者や家族がサービス事業者やケアマネジャーを自由に選べることです。

介護保険サービスの運用に関連する苦情は、自治体の介護保険担当課、国民健康保険連合会（国保連）の相談窓口などへ相談することもできます。ケアマネジャー、サービス事業者の契約書には、外部の苦情相談窓口が明記されています。

1-9 暮らしの環境を整える介護サービス

暮らしの環境を整える介護保険サービスには、福祉用具のレンタル（福祉用具貸与）、購入（特定福祉用具販売）、リフォーム（住宅改修）があります。

福祉用具のレンタル（福祉用具貸与）

介護保険で車いすや介護用ベッドなどを借りることができます。要介護度によって借りられるものが異なります。

介護保険でレンタルできる福祉用具

要介護度			借りられるもの
要介護4・5	要介護2・3	要支援・要介護1	・手すり、スロープ（工事を伴う場合は住宅改修）
			・歩行器
			・歩行補助つえ（松葉づえ、多点つえ等）
			・車いすと付属品
			・特殊寝台と付属品
			・床ずれ防止用具
			・体位変換器
			・認知症老人徘徊感知機器
			・移動用リフト
			・自動排せつ処理装置

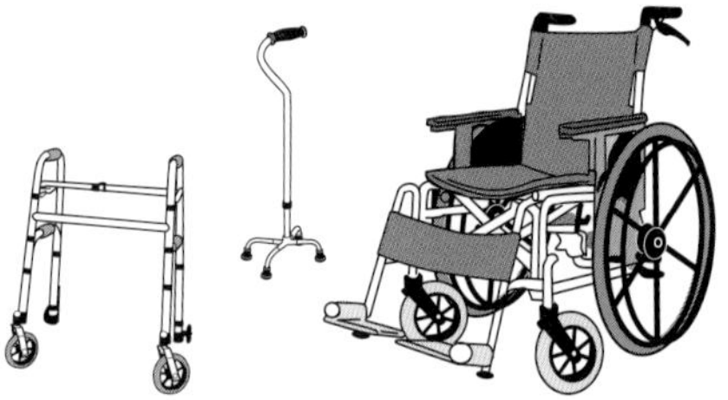

福祉用具専門相談員に利用者の状態や環境、用途や使い方を知らせると、適した福祉用具を選んでくれます。なお、入院や入所が１か月以上になる場合は、自費扱いとなる場合があるので確認しましょう。

介護保険（福祉用具）と障害者施策（補装具、日常生活用具）の両方で同等のサービスがある場合は、介護保険が優先的に利用されます。ただし、オーダー車いすなど、既製品では対応できないものは障害福祉サービスとなります（➡P.99）。

注意！ 軽度者の福祉用具レンタル

軽度者（要支援1、2および要介護1）で、病気やその他の原因のため容態が不安定で頻繁に福祉用具が必要な人が、介護保険の給付対象の車いす、車いす付属品、特殊寝台、特殊寝台付属品、床ずれ防止用具、体位変換器、認知症老人徘徊感知機器、移動用リフト、自動排泄処理装置の貸与が必要な場合、例外的に利用が可能です。

利用にあたっては、医師の判断（医学的な所見）や市区町村への福祉用具貸与に係わる確認書の提出などの諸手続き等が必要となってきます。

諸手続き上の煩雑さや利用までに時間がかかる点などを考慮して、レンタル料は実費となりますが、すぐに対応してもらえる自費レンタルを活用する方法もあります。

また、車いすが一時的に必要な場合は、社会福祉協議会にて無料で貸出していることがありますので、お近くの社会福祉協議会に聞いてみるとよいでしょう。

福祉用具の購入（特定福祉用具販売）

レンタルに馴染まないものが、購入対象になります。

◉介護保険で購入できる福祉用具

腰掛便座（ポータブルトイレ、補高便座など）／特殊尿器／入浴補助用具（入浴用いすなど）／簡易浴槽／移動用リフトのつり具／自動排泄処理装置の交換部品

住宅改修

介護保険を利用できる工事費用は20万円までで、超えた分は全額自己負担です。数回に分けた利用も可能です。

工事の前に保険者への申請が必要で、工事後費用をいったん支払ったあと、保険者から20万円までの工事費用の9割から7割が戻ります（償還払い※）。引っ越しや要介護度が一度に3段階以上重くなった場合は再度、20万円まで受給できます。

※最初から1～3割の支払いで済む受領委託払いを選べるところもあります。

なお、介護保険以外に住宅改修費の給付・助成を行っている市区町村もあるので確認しましょう。

◉住宅改修費の対象となる工事

手すりの取り付け／段差の解消／滑り防止や移動円滑化のための床材変更／引き戸への取り替え／洋式便器への取り替え／その他の付帯工事

Column 介護を社会で支えるための介護保険制度

介護保険制度は、介護を社会全体で支えるしくみとして2000年（平成12年）から始まりました。

生命保険や自動車賠償保険などは、私たちが自由に選んで契約する民間の保険です。これに対して、介護保険は、国が定めた介護保険法に基づく社会保険です。保険が必要な状態、つまり要介護等になれば、要介護度に応じていろいろな介護サービスを一定の費用負担（1割～3割）で利用できます。

財源は、公費が50％（国・都道府県・市区町村）で、残り50％は40歳以上の国民の税金（介護保険料）です。市区町村により金額の差はありますが、介護保険料は40歳になると納入の義務が生じます。

介護保険料の支払いは、介護保険のサービスを利用してもしなくても、終生続きます。年金のように年齢に達したら給付があるわけでもなく、民間の生命保険などのように一時金が戻ってくることもありません。たとえ一生涯、介護保険サービスを利用しなくてもお金は戻ってきません。介護保険（料）は、国民全体で介護が必要な人を支えるという考えだからです。現に介護サービスを利用している人の介護サービス利用料の7割～9割を国と被保険者（40歳以上の人の介護保険料）で捻出しています。介護保険サービス量の増大に伴い、介護保険料も増加傾向にあり、各自治体の介護保険料の格差も生じています。

1-10 地域で暮らし続けるための一時的な生活の場所

在宅で暮らす高齢者が一次的に施設に滞在して、日常生活のケアを受けられるサービスがあります。介護者の負担軽減のために利用されることもあります。

ショートステイ（短期入所生活介護）

特別養護老人ホームなどで短期間生活し、食事や入浴などの身の回りの世話を受けられるサービスです。ケアマネジャーを通じて希望の日程や施設の調整（申込み）をします。

● 急にショートステイが必要になったら

まずケアマネジャーに連絡しましょう。普段その施設を使っていないと受け入れ困難な場合もありますので、今後、利用の可能性があるなら、一度お試しで使っておくとよいでしょう。利用者本人の基本情報（心身や介護の状況、家族、病歴など）を施設の記録として残しておくことができ、本人にその施設に慣れてもらうためにも有用です。

入浴

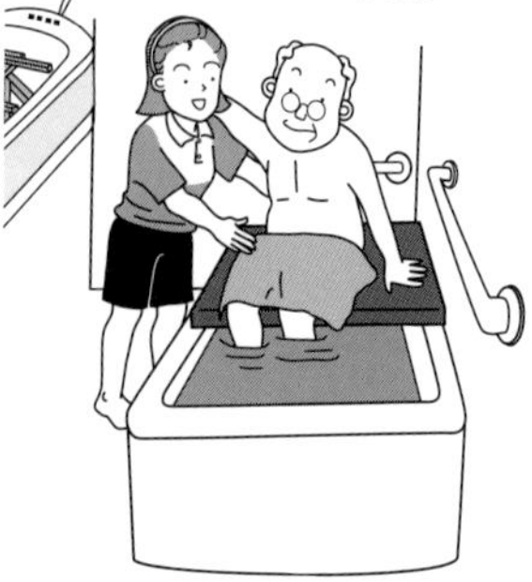

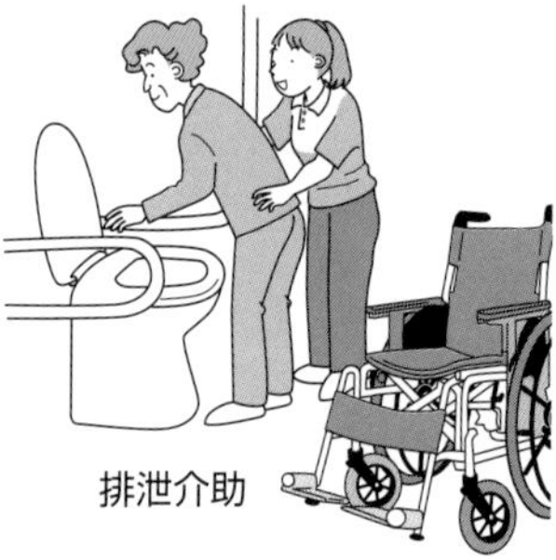

排泄介助

● ショートステイ利用のタイミング

・一時的に在宅で介護できない場合に

　ショートステイは、冠婚葬祭などの際に単発で利用する、毎月第３週目だけ利用する、利用限度額内で使えるだけ利用するなど、使い方や利用目的は多様です。

・介護者のレスパイトケアとして

　介護者の体調不良や、介護負担軽減のためのレスパイトケア（休息）としてショートステイを利用することもできます。介護が長期に及ぶ場合、介護者の休息は心身のバランスを保つためにも、とても大切です。利用日数や内容等は、ケアマネジャーに調整してもらえます。

・特別養護老人ホーム等の入所待ち期間に

　希望する特別養護老人ホーム等の入所待機期間が長く、在宅生活が困難な場合、施設へ入るまでのつなぎとしてショートステイを利用することもできます。要介護度に応じて連続30日までしか利用できませんが、31日目を全額自己負担として、32日目からまた介護保険を適用してサービスを継続利用できる場合もあります。

短期入所療養介護

　病院や介護老人保健施設などで短期間生活して、身の回りの世話のほか医療的なケアも受けられるサービスです。利用者は同じ施設のデイケアに通う人が多いようです。

リハビリテーション

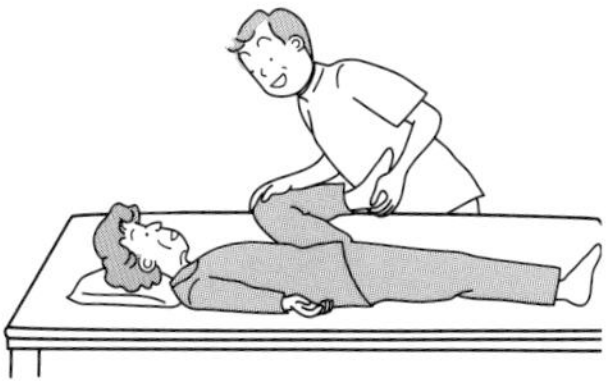

小規模多機能型居宅介護と看護小規模多機能型居宅介護

小規模多機能型居宅介護は、自宅近くの地域の住居型施設に登録し、自宅から通ったり（通い）、自宅に来てもらったり（訪問）、施設に泊まったり（泊まり）して、その施設を拠点に柔軟に複数の介護サービスを受けられるものです。

小規模多機能型居宅介護に訪問看護を加えたものが、看護小規模多機能型居宅介護サービスです。医療的なケアが必要な人も利用できます。

この２つのサービスを利用する場合、その施設のケアマネジャーが担当になります。

memo

特定施設などでの介護

- **特定施設入居者生活介護／地域密着型特定施設※入居者生活介護**

指定を受けた特定施設（有料老人ホームや養護老人ホームなど）が、利用者の自立した日常生活を促し、食事や入浴などの日常生活上の支援や機能訓練を提供します。

※入居定員 30 人未満の特定施設。

- **地域密着型介護老人福祉施設入所者生活介護**

入所定員30人未満の介護老人福祉施設が、常に介護が必要な入居者に対して入浴や食事などの日常生活上の支援や、機能訓練、療養上の世話などを提供します。

1-11 高齢者向けのすまいで暮らす

自分自身や親が、在宅での生活が何らかの事情でできなくなったときに、介護施設や高齢者向けのすまいを終のすみかと考える人も多いでしょう。

高齢者向けのすまい

高齢者がすまいを移す、年をとってから新しい環境へ生活の場を移すということには、精神的な不安だけではなく経済的な負担もあります。施設の選択によっては、高額な費用が必要になったり、利用までの待機が長いなどもあるので、目的や入居条件等をよく検討しなくてはいけません。

高齢者向けのすまいには、さまざまな種類があり多様化しています。まず、現在どのような高齢者向けのすまいがあるのか、それぞれの条件や内容（費用や待機期間など）を知っておきましょう。目的に合ったすまいで安心して自分らしく生活をするために、とても大切なことです。

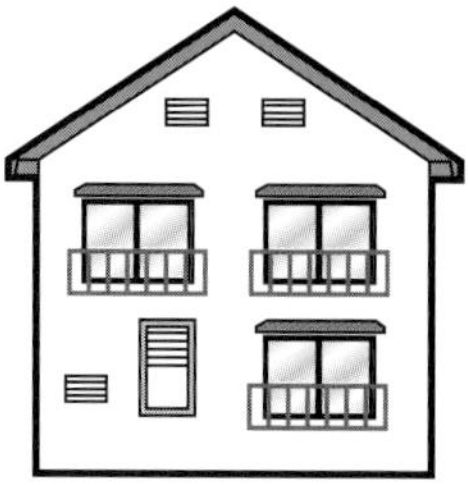

介護保険施設

特別養護老人ホーム(介護老人福祉施設)

一般的には、略して「特養」と呼ばれ、社会福祉法人等が運営をしています。介護保険が適用されます。

対象	在宅介護が困難な原則要介護3以上。
特徴	多床室、従来型個室がある。近年、ユニット型(新型)タイプが増加。
入所しやすさ(待機期間)	入所待機の期間が比較的長く、優先順位は申込み順ではなく、本人の状況や緊急性等により判断(数値化)される。
医療的ケア(受入可否)	日中に看護職が滞在して慢性疾患などの服薬管理は行われるが、専門的な医療処置はできない。
いつまで入所可能か(看取り)	基本的には看取りまでは対応可能。
費用	入居金は無い。月額の目安は総額(食費・その他雑費など含む)8万〜16万円。

※ユニット型個室は割高。
※詳細は、それぞれの施設により異なりますので、直接確認が必要です。

介護老人保健施設

略して「老健」と呼ばれます。施設で短期集中的なリハビリなどを受け、自宅での自立した生活に戻ることを目的としています。介護保険が適用されます。

特別養護老人ホームより医療職が運営基準に基づき充実しています。医師による医学的な管理に基づいて看護や介護等を行う施設です。

入所期間は3か月を基準として半年から長くても1年です。退所までに在宅生活を整えますが、困難な場合は特養や有料老人ホームなどに移る場合が多いようです。

対象	要介護１以上の介護認定を受けていること。リハビリ等が必要な人など。
特徴	退院後に在宅復帰できるよう支援する施設。リハビリ専門職と、必ず１人以上の医師が常勤している。
入所しやすさ（待機期間）	入所までの待機期間は比較的短い。
医療的ケア（受入可否）	理学療法士等リハビリ専門職や医師（1名以上）等が常勤。施設で薬を処方（単価の高い薬は利用困難）。入所中は医療保険の適用を受けられない。
いつまで入所可能か（看取り）	在宅復帰のためのリハビリが目的なので基本的には３か月以上（再審査）。
費用	入居金は不要。月額の目安は総額10万～16万円。

※詳細は、それぞれの施設により異なりますので、直接確認が必要です。

● 療養病床（介護療養型医療施設、医療療養病床）

要介護（1～5）で疾病症状は落ち着いているが、療養が必要な方が対象です（原則65歳以上）。病院に併設されていることが多く、医療職（医師や看護師）が常勤し、医療・看護に重点を置いたサービスが受けられます。介護保険適用ですが、2024年3月末に廃止予定で介護医療院に移行します。

● 介護医療院

要介護者に対し、長期療養のための医療と日常生活上の世話（介護）を　一体的に提供する介護保険施設です。「日常的な医学管理」と「看取り・ターミナルケア」等の医療機能、「生活施設」としての機能を兼ね備えます。

それ以外の施設（有料老人ホームなど）

住宅型有料老人ホーム

対象	自立度が高い高齢者の入居を想定した施設が多い。
特徴	一般的に、利用権方式の契約を締結。在宅時と同じで、必要に応じて訪問介護やデイサービスなど介護保険の居宅サービスを利用。併設しているところもある。
入所しやすさ（待機期間）	選択できる施設数も多く比較的容易。また、入居（稼働）も早い。
医療的ケア（受入可否）	医療機関と連携しているところもあるが基本的には、自ら医療機関に出向く。
いつまで入所可能か（看取り）	疾病や加齢により介護が必要（重度の介護度状態）になった場合、対応が困難な場合もある。
費用	入居時の費用のほか、月額の目安は15万円～相応額。必要に応じて居宅サービス費、医療費がかかる。

※詳細は、それぞれの施設により異なりますので、直接確認が必要です。

介護付き有料老人ホーム

対象	自立、要介護1以上など。原則65歳以上。
特徴	特定施設入居者生活介護（都道府県指定）の施設。介護サービス、リハビリやレクリエーションなども充実。 日常生活（食事・入浴・排泄など）や、機能訓練などのサポートあり。施設内で介護保険サービス等を利用。
入所しやすさ（待機期間）	パンフレット等を取り寄せ、内容、料金等比較して選択可能。受入状況（空きや条件等）が合えば入居は比較的容易。
医療的ケア（受入可否）	日中の看護師の常勤配置あり。協力医療機関との連携。服薬管理等の健康管理、基本的な医療処置、訪問診療の機会あり。不測の事態に柔軟に対応。

いつまで入所可能か（看取り）	看取り可能な施設が多い。終身の利用ができ、重度の要介護状態になっても住み続けることは可能。
費用	入居時の費用のほか月額の目安は19万円～相当額。入居後、家賃・光熱費・管理費・食費・介護保険サービス費など別途必要。

※詳細は、それぞれの施設により異なりますので、直接確認が必要です。

● サービス付き高齢者向け住宅（サ高住）

建物全体がバリアフリーの生活環境となっている住宅です。入居者は、60歳以上の自立できる方が基本ですが、軽度要介護から要介護度3の方まで入居しているところもあります。介護サービスは基本的には提供しませんが、自宅扱いなので介護保険の居宅サービス（訪問介護など）が利用できます。介護等資格をもった相談員が勤務しています。

対象	原則、介護が不要、あるいは軽度の介護が必要な高齢者までが対象。
特徴	基本的には、介護の必要がない高齢者のための施設。生活の自由度が高く、安心して生活が可能。
入所しやすさ（待機期間）	比較的入居しやすいが、入居時に介護度が高い場合は難しい。
医療的ケア（受入可否）	看護師の常勤配置義務がない。医療的ケアが必要な場合は、訪問看護サービス（医師の指示）を利用。協力医療機関と連携しているところも増えている。定期的な健康診断や訪問診療を実施しているところもある。
いつまで入所可能か（看取り）	入居後に疾病や要介護度が高くなった場合、退去の可能性もある。
費用	基本的に賃貸契約。介護保険サービスを利用するときは別途サービスの利用契約が必要。そのほか、月額でかかる費用は家賃・管理費・食費・水道光熱費・生活サービスの提供費など。月額の目安は10万～30万円。

※詳細は、それぞれの施設により異なりますので、直接確認が必要です。

● グループホーム（認知症対応型共同生活介護）

認知症の高齢者（介護保険の第１号被保険者）向けの施設です。家庭的な雰囲気の中で高齢者の自立を促します。家事等は入居者がスタッフの援助のもと、役割をもって行っています。介護やリハビリ等を受けることも可能です。医療や介護の負担が大きくなると、入居生活の継続が難しい場合もあります。

対象	要支援２から要介護５までの高齢者。認知症の診断があり、施設のある市区町村に住民票があること。
特徴	数名程度の少人数のユニットで、介護等職員から援助を受けながら共同生活をする施設。入居者が洗濯や料理などの役割をもって生活する。
入所しやすさ（待機期間）	施設のある地域に住民票があることが入居条件。定員が少ないため、満室のことが多く、希望しても入居が難しいことも多い。
医療的ケア（受入可否）	看護師の配置義務がないため、多くの施設では医療的ケアへの対応力に限界がある。
いつまで入所可能か（看取り）	看取り体制がないところが多い。健康状態が悪化した場合、医療施設や介護施設へ移る場合もある。
費用	入居一時金（保証金）のほか、入居後の月額利用料（食費や居住費等）、介護サービス費が必要。月額の目安は16万～22万円。

※詳細は、それぞれの施設により異なりますので、直接確認が必要です。

● ケアハウス（軽費老人ホーム）

国や自治体からの運営補助資金によって、おもに社会福祉法人や医療法人などが運営している施設です。自立型と介護型があり、どちらも比較的低価格で利用できます。自立型ケアハウスは、60歳以上で健康状態は良好ですが、自立した生活は不安という人を入居対象に、食事、洗濯、掃除、緊急時の対応等の生活支援を行います。介護型ケアハウスは、65歳以上の要介護1以上の人が入居対象で、自立型の内容に加え、介護の援助も提供します。

特徴	自立型なら、食事の提供や掃除、洗濯など日常的な生活支援サービスが受けられる。介護型は生活支援サービスに加えて介護サービスが受けられる。
入所しやすさ（待機期間）	入居待ちが多い。
医療的ケア（受入可否）	緊急時の対応はするが、基本的には、外部の医療機関を受診。
いつまで入所可能か（看取り）	要介護度が軽い場合は、外部サービスを利用することで対応できる場合もあるが、要介護3以上になると退去し、別の施設に移る場合もある。
費用	入居一時金と、居住費や生活費、事務費の月額利用料。月額利用料の一部は収入によって異なる。自立型・介護型の目安は6万～20万円程度。

※詳細は、それぞれの施設により異なりますので、直接確認が必要です。

● 養護老人ホーム

家庭の事情で自宅での生活が困難な高齢者で、介護の必要がない身の回りのことは自分でできる高齢者が利用できる施設です。

対象	介護状態が自立の高齢者。市区町村が対象者の調査を行い、入居を決定。
特徴	身寄りがない、または経済状況などの理由により家族との同居が困難な高齢者が、比較的低額な料金で入居できる。
医療的ケア（受入可否）	基本的に施設では毎日の食事の提供、健康面のチェック。
いつまで入所可能か（看取り）	自立・社会復帰に向けてのサポート。原則、長期の利用は不可。
費用	生活保護受給、低所所得者が対象。前年度収入によって決定。月額の目安は0～14万円位。

※詳細は、それぞれの施設により異なりますので、直接確認が必要です。

1-12 介護サービスにかかる費用が高額になったら

介護サービスの利用には、さまざまなお金がかかります。利用費用が高額になった場合の支援制度を知っておきましょう。

高額介護サービス費

窓口 市区町村の介護保険担当課

介護保険サービスに支払った1か月の利用者負担（1割～3割）が所得ごとの上限額を超えた場合、超えた分が還付されます。自己負担の上限額は世帯収入によって異なります。一度申請すれば、それ以降は、届出した口座に自動的に振り込まれます。なお、施設サービスの食費・居住費等、福祉用具購入、住宅改修は対象ではありません。

高額介護サービス費

区分		負担の上限（月額）
現役並み所得者のいる世帯		44,400円（世帯）
市区町村民税を課税されている人がいる世帯		44,400円（世帯） ※1割負担者のみの世帯は年間上限446,000円（2020年7月まで）
市区町村民税の非課税世帯		24,600円（世帯）
	合計所得＋課税年金80万円以下／老齢福祉年金受給者	24,600円（世帯）
		15,000円（個人）
生活保護受給者など		15,000円（個人）

高額医療・高額介護合算療養費制度

窓口 医療保険の保険者（健康保険組合など）

1年間の医療費と介護の自己負担額が、年収ごとの限度額を超えると、申請により超えた額が還付される制度です。原則、保険者から該当する人に通知されます（➡P.85）。

Column さまざまな介護ロボット

先日、ある介護施設を訪問すると、こちらの呼びかけに答える介護ロボットがお出迎えをしてくれました。生産現場だけではなく、今やさまざまな分野でAI（エーアイ：人工知能）を内蔵したロボットが活用され始めています。

超高齢社会にあって介護のニーズも年々膨れ上がり、それを支えるスタッフや家族の負担やストレスも増大する傾向にあります。介護分野でも、人に代わる介護ロボットのさらなる開発が急がれます。経済産業省と厚生労働省は、「ロボット技術の介護利用における重点分野」として①移乗介護、②移動支援、③排泄支援、④見守り支援、⑤入浴支援、⑥介護業務支援の6つを挙げています。

◉介護者や高齢者自身の動きをサポート

たとえば、介護者によくある腰痛や介護時の事故は、移乗、移動、排泄、入浴の介護のときに起こりがちです。慣れない姿勢や、継続して重い体を持ち上げるようなときです。介護者の身体への負担をサポートすることは、これからのロボットの大切な役割です。

また、介護を必要とする高齢者自身の歩行や食事、リハビリなどを直接サポートして、自立を促すロボットもあります。たとえば、体に直接装着して、衰えた筋力やバランスを補って負担を減らし、自立歩行や一人での立ち座りなどの動作を支えるロボットなどです。

◉コミュニケーションをサポート

認知症状や独居の方の見守りや話し相手をするコミュニケーション型のロボットも注目を集めています。私が介護施設で、「こんにちは」と挨拶された人型のロボットは、体操したり、一緒に歌ったり、クイズを出したりとレクリエーションをサポートするAIを内蔵したタイプです。

まだ高額ですが、赤ちゃんの人形や小動物のぬいぐるみにAIが内蔵してあるものは、声掛けや簡単な会話ができるコミュニケーション型介護ロボットです。センサーによって見守りをしたり、相手の言葉に反応して会話するなど、さまざまな種類があります。一人暮らしの方の見守りや認知症予防や癒しなどの効果も期待されています。

これからも進化する介護ロボットを活用することは、介護を受ける本人の自立を助けるだけでなく、介護をする家族や介護スタッフの負担軽減にもつながります。でも、どんなに介護ロボットの技術が進化しても、人の手やコミュニケーションでなければ成り立たない介護は、これからも必要不可欠であることは言うまでもありません。

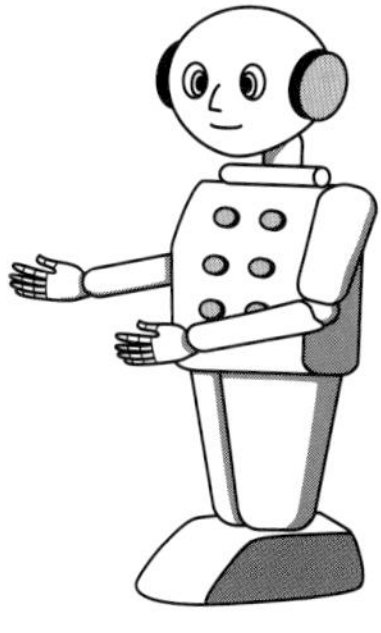

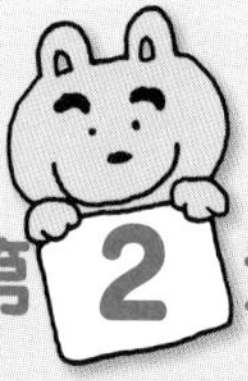

第2章

病気になった、けがをした

病気やけがをしたときに医療を受けるだけでなく、定期的な健康診断を行い日常の健康管理や注意を喚起することは、病気の予防・早期発見にとっても必要です。高齢者や障害をもつ人は特有の病気にかかりやすく、慢性的な病気になるリスクもあります。適切な医療を受けるためにも、医療のしくみや制度、サービスなどを知っておきましょう。

2-1 かかりつけ医について

行きつけのお店はあるけれど、かかりつけ医(クリニック等)はないと思っている人は多いのではないでしょうか。自分の心身のことをよく知っているかかりつけ医は心強い存在です。

かかりつけ医

かかりつけ医とは、普段からあなたや家族の生活環境(ライフスタイルなど)を知っていて、心や体の健康について医療的な立場から気軽に相談に乗ってもらえる信頼できる医師(クリニック等)のことです。

かかりつけ医は、病気にかかったときだけではなく、普段から、健康管理や病気の予防など、自宅や地域で生活するうえでとても心強い存在となります。自分の住む地域で健康診断を受けるなどして、身近なところで自分に合ったかかりつけ医を探しておくことが大切です。

かかりつけ医のポイント

● 自宅の近くにいる

自分が住んでいる地域に信頼できる医師(クリニック)がいると、安心感があります。

● いろいろな病気の見立てができる

何か体のことで不安やわずかな症状があったときに、比較的早い段階に受診することで、重症化を回避できることもあります。かかりつけ医は症状や訴えを総合的に診て、必要に応じて、専門医に紹介(状)を書いてくれます。紹介状があれば、スムーズに治療を受けることができます。

● すぐにいつでも診てもらえる

病気は、時を選びません。救急でなくとも、体の異変があったときにすぐに診てもらえることが大切です。

● しっかり、話を聞いてもらえる

遠慮して、疑問を聞けなかったり、しっかりと話を聞いてもらえずに、納得がいかないままだと、結果的によい治療（処方）が受けられません。何よりも、かかりつけ医との相性や信頼が大切です。

● 医療機関や保健福祉機関との橋渡し役になってくれる

かかりつけ医は、あなたや家族の生活環境を把握しています。また、かかりつけ医は、地域の医療機関と連携しているので、症状によっては適切な病院へつないでもらえます。さらに、地域の医療機関だけではなく、在宅医療や保健福祉機関との橋渡し役となります。

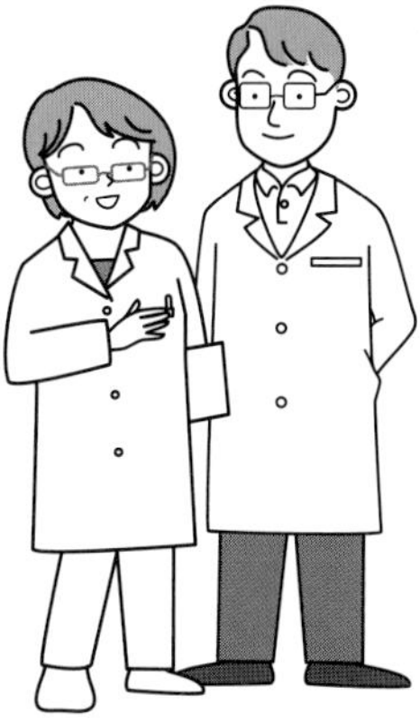

2-2 医療機関の種類と役割を知っておく

地域には、○○病院や○○クリニック、医院、診療所、医療センターなどいろいろな名称の医療機関がありますが、これらはどう違うのでしょうか。

病院と診療所の違い

医療機関を大きく分けると、次のようになります。

- 病院（○○病院、○○医療センターなど）
- 診療所（○○クリニック、○○医院など）

病院と診療所の違いは簡単に説明すると入院のベッド数（入院病床）です。入院病床20床以上が「病院」で、19床以下は「診療所」と決められています。また、診療所（クリニックなど）でも、入院用のベッドがあるところと、無いところ（無床診療所）があります。

診療所と病院

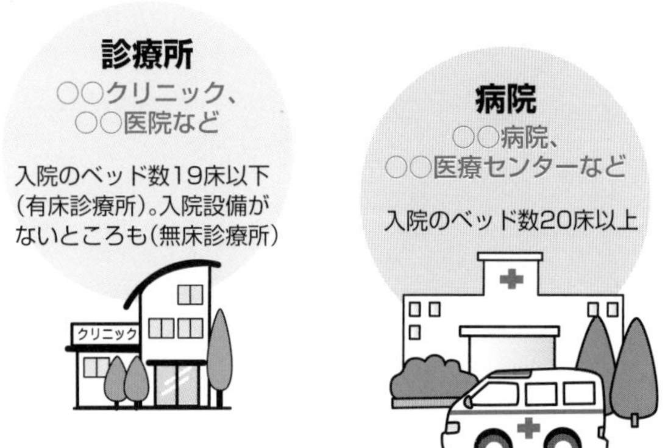

病院のタイプ

病院といっても、さまざまなタイプ(機能)があります。救急医療や長期療養を目的とした病院や、リハビリや専門的な医療を提供する病院などがあり、機能は多岐にわたります。その病院がどのようなタイプかは、病院の病床(入院ベッド)でわかります。医療法などによって5つに区分されています。

◉病床のタイプ

① **一般病床**(②〜⑤以外の病床)
② **療養病床**(おもに長期療養が必要な患者が入院)
③ **精神病床**(精神疾患のある患者が入院)
④ **感染症病床**(結核を除く感染症法に基づく危険性の高い患者が入院)
⑤ **結核病床**(結核の患者が入院)

それぞれ病床ごとに医師や看護師等のスタッフ数などが定められています。

また、法律の区分とは別に、実際の機能による分類として診療報酬に基づく以下のようなものもあります。

◉機能による病床のタイプ

A **一般病棟**
B **療養病棟**(長期療養)
C **救命救急病棟**
D **地域包括ケア病棟**(急性期の後を受入)
E **回復期リハビリテーション病棟**

特定機能病院など

特別な機能（役割）をもった病院もあります。

● 特定機能病院

高度な医療の提供や、医療技術の開発、研修を行う病院です。医療法に基づき、多くの診療科があり一定の割合の専門医がいる全国の大学病院を中心に、一部の民間病院などが指定を受けています。

● 地域医療支援病院

地域医療を支援する機能をもった病院です。地域で緊急医療の提供やかかりつけ医との連携を行います。

その他にも、比較的大きな病院で、認知症疾患医療センターやがん診療連携拠点病院等の指定を受け、がんや認知症の治療等の拠点となる病院があります。病院の得意領域などを知るうえでひとつの目安となります。

診療所と病院の役割分担

国の方針でも、診療所と病院には各々役割があります。かかりつけ医（診療所など）では、救急で重篤な症状ではない限り、日常的な病気やけがなどの治療や慢性疾患の診察（経過観察など）を行います。

かかりつけ医が「高度な検査手術や、化学治療、放射線などの必要性がある」と判断した場合は、病院に紹介状を書きます。病院の医師は、紹介状によりかかりつけ医と患者の情報等を共有し、適切な治療を行います。限りある医療機関を地域で適切かつ効率的に用い、誰もが治療を受けられるようにするシステムです。

診療所と病院の役割分担

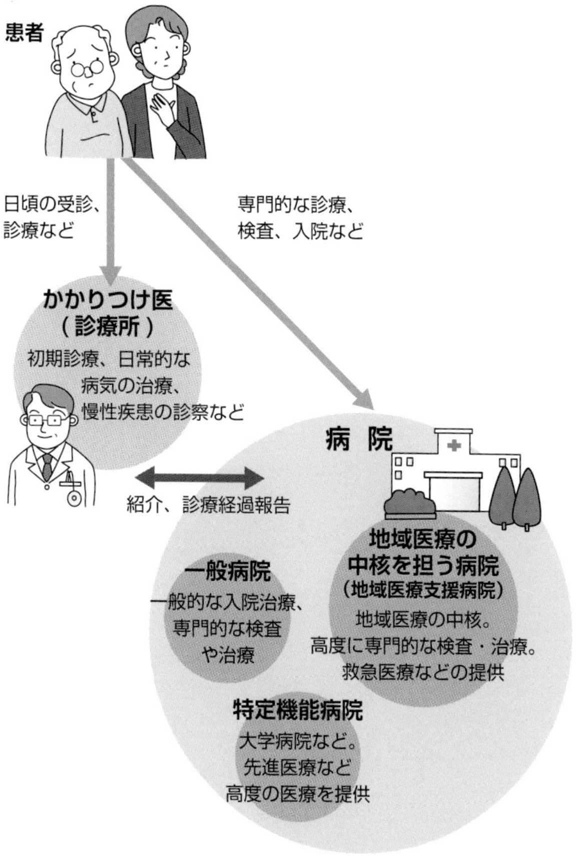

注意! 紹介状なしに大病院に行くと特別料金がかかる

医師の紹介状なしに、直接、特定機能病院や、診療所などと連携体制をとっている地域医療支援病院（200病床以上）などを受診すると、通常の医療費（負担額）に加えて、初診時5,000円以上、再診時2,500円以上の特別の料金が発生します。

「長い時間待っても大きな（大学）病院のほうが、よい治療を行ってもらえる」という思いで受診すると、かぜのような病気でも思いもかけない高額の医療費が発生します。普段から、あなたの体や家族の体のこと、生活環境などを知っている信頼できるかかりつけ医を探しておくことが大事です。

専門的な検査や治療が必要なら、かかりつけ医から適切な病院を紹介してもらえば、医療費を抑えることができるだけでなく、紹介状（診療情報提供書）があるので、初めてかかる病院の担当医も、より的確に治療や今後の対応を行うことができます。

初診（再診）時の料金や病床数などの病院情報は、病院に掲示されていたり、ホームページに記載されていますので、事前に確認しておきましょう。

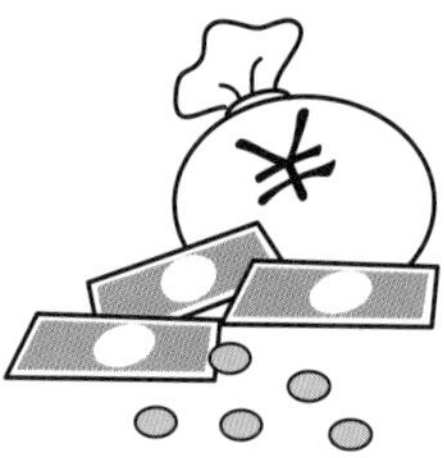

治療の流れ

病院のタイプに沿って、一般的な治療の流れを説明します。

一般的な治療の流れ

時期	病床	病院・内容
急性期	一般病床	**高度急性期・急性期病院** おもに緊急や重症治療 ［入院期間］短期・平均 18 日以内
回復期	一般病床	**リハビリ・回復期病院** 状態が不安定→リハビリ ［入院期間］中期・1か月 状態が安定した段階で在宅、転院、施設等へ
慢性期	療養病床	**療養型病院** 病状が比較的安定しているが、医療処置が必要 ［入院期間］長期

memo

公的医療保険の種類と保険者

公的医療保険にはいくつかの種類があり、すべての国民はいずれかに加入することになっています（国民皆保険）。

種類	保険者	対象者
健康保険	全国健康保険協会（協会けんぽ）	中小企業の会社員と家族
	健康保険組合（健保組合）	大企業の会社員と家族など
共済組合	共済組合	公務員
国民健康保険	市区町村と都道府県、国民健康保険組合	自営業者など
後期高齢者医療制度	後期高齢者医療広域連合	75 歳以上の人

2-3 退院後の行き先を考える

入院したときから、退院後の在宅での生活や治療をどうするのか、本人や家族等は具体的に考えていかなくてはなりません。

退院後、どこで暮らすのか

入院は、突然体調が急変して、緊急搬送されるような緊急入院と糖尿病などの教育入院、手術（医療的な処置など）のための予定入院の場合があります。一般的に、予定入院より、緊急入院のほうが退院時期や行き先についての見通しが立ちにくいと言えます。

なお、退院後は、自宅で入院前と全く同じ生活ができるとは限りません。がんや重度の認知症などで、医療的ケアの程度が大きい場合や、日常生活の動作が低下しているのに介護してくれる家族がいないなどの場合、自宅で暮らすのは難しいかもしれません。

退院後の行き先を決めるにあたっては、本人の思いや考えはとても大切な要素となりますが、現実的にはそれだけでは退院後の本人の今後について、決定できないことが多々あります。退院に向けていくつもの要件を満たさなくてはなりません。

本人または家族等は、病院のスタッフ（医師、看護師、ソーシャルワーカーなど）や介護福祉の専門職（ケアマネジャーなど）と相談しながら、今後の生活や医療について決めていきます。

退院時に向けて意識しなくてはならない要素として、次のものがあります。

退院に向けてのポイントと退院後の住まい

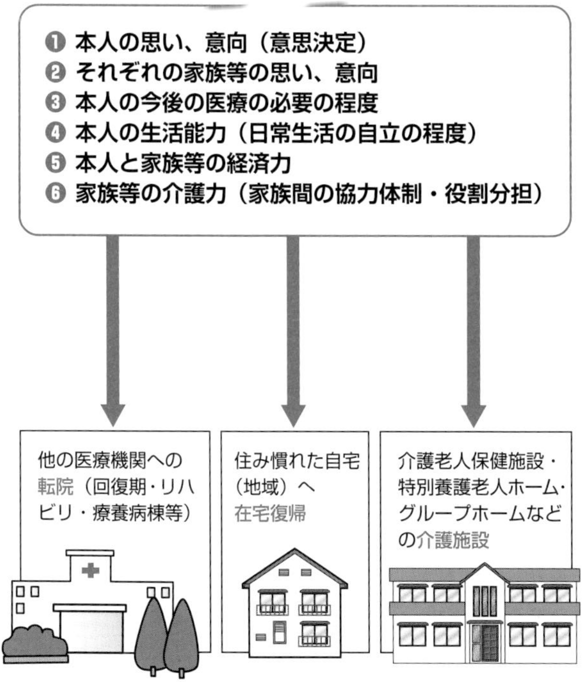

退院後の暮らしが心配なときは

退院後の生活に不安がある場合は、入院時から退院に向けて準備や調整を行う必要があります。地域にある中規模以上の病院ですと、病院内に医療福祉相談室があったり、地域連携室などに医療ソーシャルワーカー（MSW）が常勤でいたりします。入院している病院に医療ソーシャルワーカーがいるかどうかは、病院の総合受付で確認できます。また、退院調整のための退院調整看護師を配置しているところもあります。

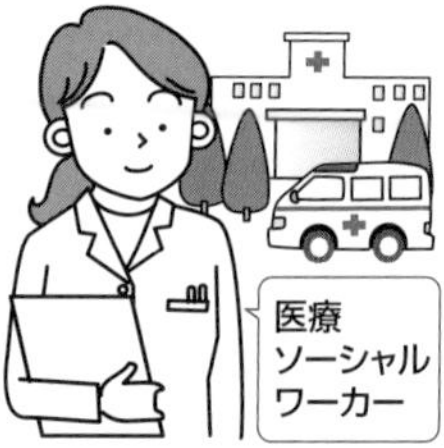

入院費の支払い、生活費、福祉制度や退院後の生活、介護などについて、不安があるようでしたら、早めに医療ソーシャルワーカーや看護師に相談してみるとよいでしょう。

● 病院の退院支援

病院の退院支援では、本人や家族からの相談があれば、医療ソーシャルワーカーなどが入院前の生活状況など、さまざまな情報を聞き取ります。退院後に必要なこと（課題）を本人や家族などと話し合い、退院に向けての支援を行います。

● ケアマネジャーの関わりも

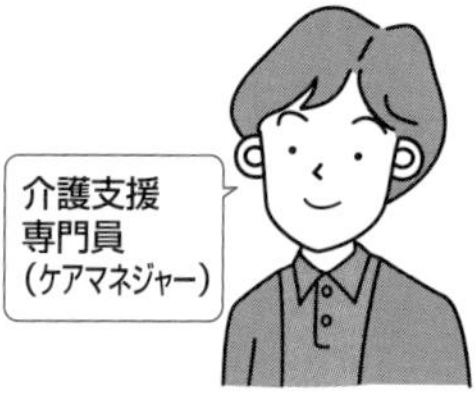

病院の退院支援については、退院後の在宅医療や介護サービスなどの必要性が高い人への支援が優先されています。退院後の医療や生活、介護などに何らかの課題がある人は、退院支援の相談を受けるだけでなく、早い段階で在宅のケアマネジャーや施設の相談員などに関わってもらうことをおすすめします。

● 退院前訪問指導

リハビリ専門職等が住まいに出向き、退院後に生活する家屋を調査し、アドバイス等を行います。必要に応じて、ケアマネジャーや訪問看護師、ヘルパー、住宅改修施工業者（福祉用具業者）も同行し、在宅復帰の支援を行います。

・住環境を把握

例 マンションなのか一戸建てなのか、居住場所は1Fか2Fか、動線はどうなっているのかなどを確認し、在宅で何ができなくて何に困るのかリスクを把握します。

・退院時の状況を想定し、住宅改修の検討

例 手すりの設置、段差の解消、家具配置の変更など。退院時の状況を想定し、福祉用具の利用や使用方法などを検討します。

・リハビリテーションの進め方を計画

例 どこを筋力強化すればよいのか、訪問リハビリか通所リハビリかなどを検討します。

・退院後の生活を想定した日常生活動作の生活指導
・介護する家族に安全で負担が少ない介護方法の指導

● 試験外泊

病院から一時帰宅し、移動や排泄などの状況、家族の介護の負担などを確認し、必要なサポートを検討します。

本人の生活状況によっては、リハビリ専門職等が同行し、実際にバスや電車等の乗り降りや、買い物等生活に則した訓練などを行う場合もあります。

2-4 退院後、家でも医療処置が必要になったら

医療的ケアが常に必要な人が、病院ではなく、住み慣れた自宅で生活をしたいという思いを実現する手だてとして、在宅医療のニーズが増大しています。

在宅医療

在宅医療とは、医師や看護師、理学療法士などの医療職が、自宅などの生活の場所に訪問して行う医療行為のことです。

在宅医療には、計画に基づいて訪問し、治療や経過観察などを行う訪問診療や、看護師等が医師の指示のもとに医療行為をする訪問看護、また、理学療法士などリハビリの専門職が行う訪問リハビリテーション等があります。

在宅医療のメリット・デメリット

● メリット

①住み慣れた環境で療養できる
②自分らしい普段の生活をすることが可能
③一般的に入院のトータルの費用と比較すると、在宅医療のほうが使いやすい※

※病状によります。

● デメリット

①家族の日常的なケアの負担が大きくなる

入院治療では日常のケアを看護師が行いますが、在宅医療では食事や服薬などを家族が行う場合もあります。在宅

医療は家族のサポートが前提となります。家族のサポートがない独居高齢者などの場合、介護保険サービス等を使っていきますが、限界があります。

②緊急時の不安が大きい

　入院治療では日中・夜間と病院スタッフが常勤していて、医療機器も整っているため、緊急時にもすぐに対応することが可能です。在宅医療だと迅速な処置が難しくなります。緊急時に主治医と連絡できる体制と、24時間対応可能な訪問看護を活用して、緊急時のリスクに備える必要があります。

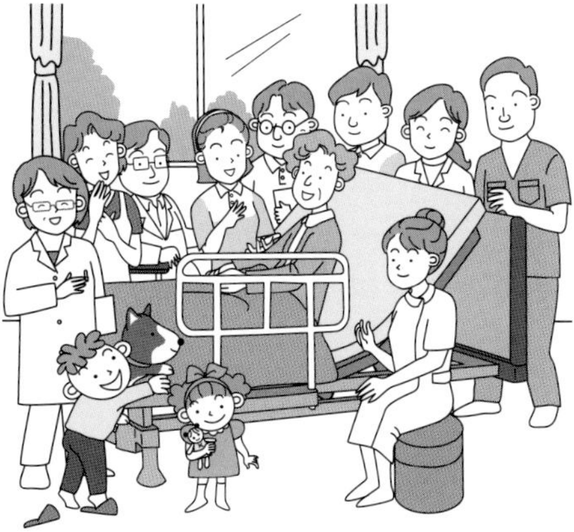

2-5 自宅を訪問してくれる医療サービス

病気や障害があっても、住み慣れた家で暮らしたい。最期を自宅で迎えたい。このようなとき、訪問診療や訪問看護など自宅に訪問してくれる医療サービスが不可欠です。

訪問診療

訪問診療では、居宅に医師が定期的に訪問し診療します。計画的に治療・看護・健康管理等を行うものです。定期訪問だけでなく、緊急時には必要に応じて臨時往診や入院先の手配なども行います。

訪問診療の目的は、治療だけではありません。疾病のある高齢者では転倒や寝たきりの予防、肺炎や褥瘡《じょくそう》（床ずれ）の予防、栄養状態の管理なども行います。医療的な見立てで想定されるリスクを見極め、入院が必要な状態を未然に防ぐことも重要な役割です。

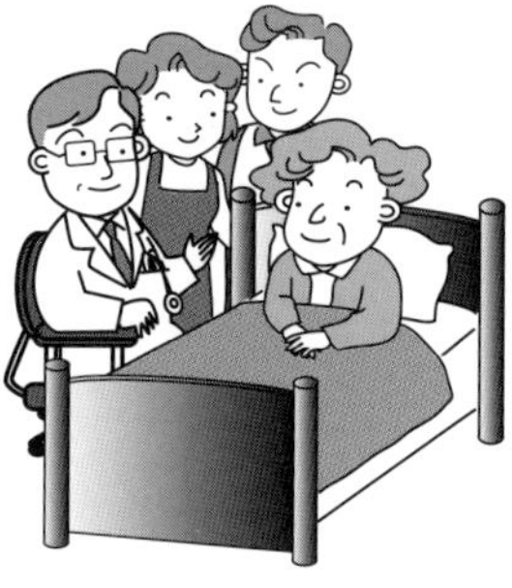

memo　往診と訪問診療

自宅へ医師が訪問する点は、同じですが「往診」と「訪問診療」は違います。往診が、急な体調不良等に対応して臨時で行われるのに対して、訪問診療は、医師が定期的に治療・看護・健康管理等を計画し、訪問して診療します。

訪問看護

看護師が医師の指示に基づいて、定期的に訪問し、自宅での生活を支援します。病状の観察・体調管理から、カテーテルの交換や点滴、褥瘡（床ずれ）などの医療処置やケア、服薬管理だけでなく、家族からの病気や介護に関する相談に乗ったり、介護方法を指導したりもします。

訪問看護サービスには、介護保険の訪問看護と医療保険の訪問看護があります。要支援・要介護の人については介護保険での訪問看護が優先されます（➡P.37）。

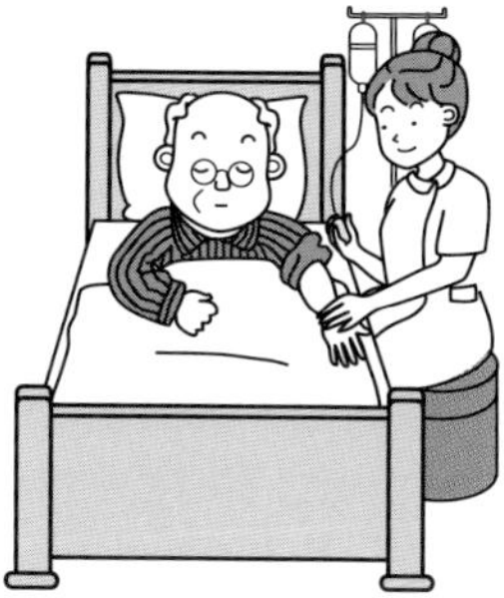

医療器具の管理

特別訪問看護指示書

床ずれの予防と処置

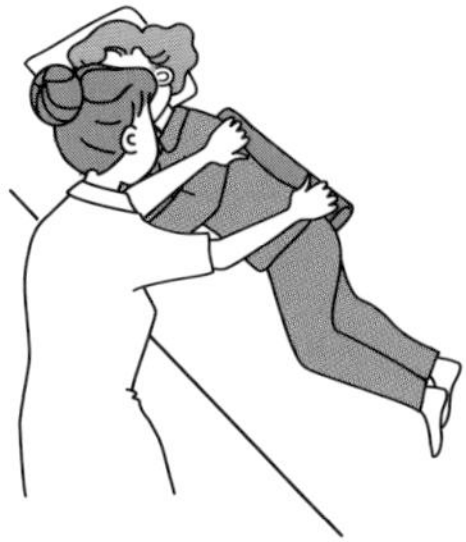

末期がんや難病などの特定疾病の場合と、利用者の病状が急激に悪化したり退院直後などで、頻繁に訪問看護を行う必要があると主治医が判断し「特別訪問看護指示書」を出した場合は、医療保険での訪問看護となります。この場合、看護師の訪問回数に制限はありません。24時間緊急対応を行っているところもあります。

なお、介護保険での訪問看護と医療保険での訪問看護では、利用者の負担率が異なります。

訪問リハビリテーション

主治医が必要と判断し、理学療法士や作業療法士などのリハビリ専門職が訪問によって、リハビリを行います。

介護保険（➡P.36）のほか、医療保険でも利用することができます。65歳未満や65歳以上でまだ要介護認定を受けていない方は医療保険で利用します。要介護認定を受けている場合は、介護保険が優先です。

おもに次のようなリハビリ専門職が自宅に訪問します。

・理学療法士（PT）

体操や運動、マッサージ等により、日常生活に必要な基本動作を行う機能の維持・回復を図ります。

・作業療法士（OT）

家事や手芸・工作等の日常生活における作業動作を通じて、心身の機能や社会適応力の維持・回復を図ります。

・言語聴覚士（ST）

発声や発語等の言葉の訓練、嚥下の機能訓練などを行います。

訪問歯科診療

要介護の高齢者や障害者など、身体的、精神的理由で歯科診療所に通院できない場合に、歯科医師、歯科衛生士が自宅や介護施設、病院等に訪問し、歯の治療や入れ歯の作製・修理、口腔ケアなどを行います。

誤嚥性肺炎の予防や口腔機能のリハビリも行います。訪問歯科診療の費用は、医療保険と介護保険が適用されます。

2-6 治療や入院にかかる費用

病気やけがをして病院に入院した場合に、必要な費用は、治療内容や入院期間によって違います。また、治療費以外に発生する費用もあります。医療保険の適用の可否や負担額を抑えるための制度について、把握しておきましょう。

医療保険の費用負担割合

医療費の患者負担割合は、年齢や所得に応じて以下のように分けられています。

医療費の患者負担割合

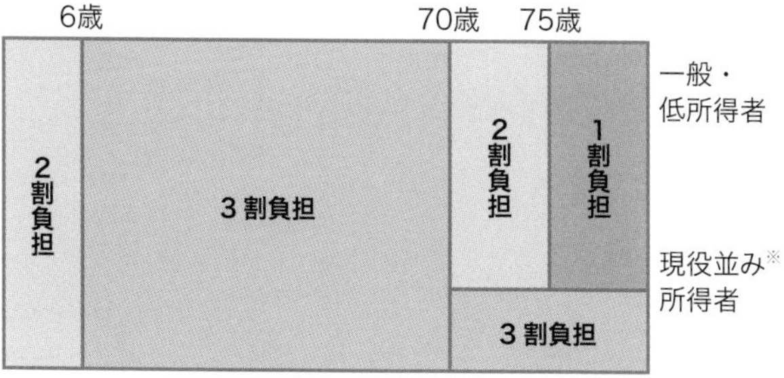

※ 現役並み所得者は、世帯内に課税所得 145 万円以上の方がいる世帯。被用者保険加入者の場合は、標準報酬月額 28 万円以上。

費用負担が高額になった場合は、高額療養費（➡ P.82）などの支援制度があります。

入院にかかるさまざまな費用

病気やけがをして病院に入院した場合には、次のような費用がかかります。

①治療費

入院時の医師の指示による投薬や注射、点滴、処置のほか、検査の費用もあります。病状により手術やリハビリのための費用なども含まれます。

②入院基本料

入院の１日の基本料金です。入院中に行われる診察、看護、室料や寝具代などをすべて含んだ費用です。病院病棟の種類や看護師の配置などによっても変わります。

③食事代

入院時に提供される食事代は、入院基本料には含まれません。肝臓病や糖尿病などで個別に食事内容への配慮が必要なものや、高齢や病状によって食べやすいように調理した特別食もあります。これらは通常の食事より割高です。

④差額ベッド代

通常、入院すると、一部屋をベッドの周りのカーテンで仕切った３人から数人の部屋が一般的ですが、２人部屋や個室などを希望すると差額ベッド代が発生します。

⑤その他

入院中に必要な生活日用品については、意外と費用がかかります。高齢者の紙おむつや入院着など病院によっては、業者委託をしている場合もあります。

公的医療保険でどこまでカバーできるか

入院にかかる費用には、健康保険などの公的医療保険が適用されるもの（一部自己負担）と適用されないもの（全額自己負担）とがあります。

①治療費

治療費は、おおむね公的医療保険が適用されます。通院（外来）で病院にかかるのとまったく同じで、公的医療保険の自己負担分（3割負担など）を支払います。ただし、高度な医療技術や特殊な医療機器を用いる先進医療を受ける場合、その分の費用は公的医療保険の適用範囲外です。全額自己負担となる場合もあります。

②入院基本料　　公的医療保険の適用範囲内です。

③食事代　　1食あたりの食事代のうち自己負担するべき金額が定められています。

④差額ベッド代※

公的医療保険の適用範囲外（全額自己負担）となります。

⑤その他

その他、入院中の生活日用品等の費用については、すべて自己負担です。

公的医療保険でカバーされる医療費（①＋②）の経済的負担が大きいようであれば「高額療養費」を活用することもできます（➡P.82）。

※ 差額ベッドは、1部屋に4人以下で、かつ1人あたりの病室の面積が6.4平方メートル以上になる場合、と規定されています。

2-7 医療にかかる費用が高額になった

病気やけがなどでかかった医療費が高額になった場合、諸制度の適用によって、減額(返還)されることもあります。

高額療養費

窓口 医療保険の保険者

1か月の医療費負担が、それぞれの年収に応じ定められた自己負担限度額(➡次頁の表)を超えると、超えた金額が申請により払い戻される制度です。

医療費のしくみ

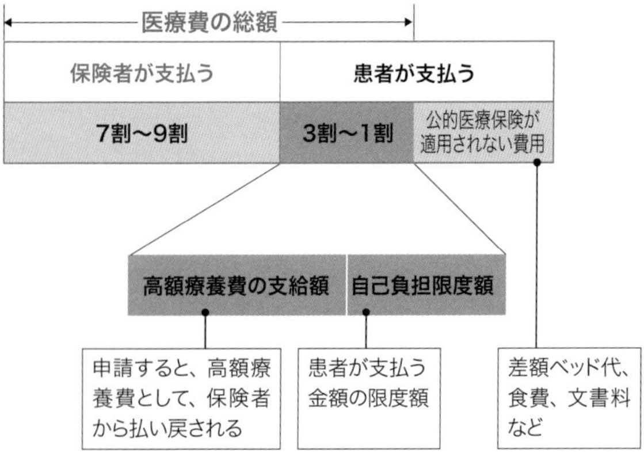

高額療養費（70歳以上の場合）

被保険者の所得区分		自己負担限度額	
		外来 （個人ごと）	外来・入院 （世帯）
現役並み	年収約 1,160 万円～ 月収 83 万円以上 / 課税所得 690 万円以上	252,600円＋ （総医療費－842,000円）×1% ［多数該当:140,100円］	
	年収約 770 万円～ 約 1,160 万円 月収 53 万円以上 / 課税所得 380 万円以上	167,400 円＋ （総医療費－ 558,000 円）× 1% ［多数該当：93,000 円］	
	年収約 370 万円～ 約 770 万円 月収 28 万円以上 課税所得 145 万円以上	80,100 円＋ （総医療費 -267,000 円）× 1% ［多数該当：44,400 円］	
一般	年収約156万円～約370万円 月収 26 万円以下 課税所得 145 万円未満	18,000 円 ［年間上限 14万4千円］	57,600 円 ［多数該当: 44,400円］
住民税非課税等	Ⅱ住民税非課税世帯	8,000 円	24,600 円
	Ⅰ住民税非課税世帯（年金収入 80 万円以下など）		15,000 円

※ 1 つの医療機関等での自己負担（院外処方代含む）では上限額を超えないときでも、同じ月の別の医療機関等での自己負担を合算でき、合算額が上限額を超えれば、高額療養費の支給対象となります。
※ 69 歳以下の高額療養費については、下記を参照してください。
https://www.mhlw.go.jp/content/000333279.pdf
出典　厚生労働省ホームページ

70才以上の人は、手続きをしなくても自己負担限度額までの支払いとなりますが、所得区分が3割負担の人（現役並み所得者）や低所得者（住民税非課税世帯※）の場合は申請し、「限度額適用認定証」（現役並み所得者）や「限度額適用・標準負担額減額認定証」（住民税非課税世帯）を発行してもらうことが必要です。

「限度額適用認定証」や「限度額適用・標準負担額減額認定証」を発行してもらえば、医療機関で提示することで、自己負担限度額を超えた金額を病院窓口で支払わなくて済みます。

※住民税非課税世帯は、入院時の食事代も軽減されます。

● 申請先

①国民健康保険	→市区町村役場（国民健康保険係）
②健康保険や共済組合	→協会けんぽ、健保組合、共済組合
③後期高齢者医療	→市区町村役場（後期高齢医療係）

また、高額療養費は２年以内ならさかのぼっての申請が可能です。

memo

高額療養費の特例

人工透析を受けている慢性腎不全患者の場合、「特定疾病療養受領証」を提示すると、自己負担限度額が１万円（70歳未満で高所得の人は２万円）となります。窓口は加入している健康保険組合などです。

高額医療・高額介護合算療養費制度

窓口 医療保険の保険者

世帯に介護保険の受給者がいる場合、世帯単位で医療保険と介護保険の自己負担額の合計金額が「自己負担限度額」を超えた場合に、申請により超えた分の金額が払い戻される制度です。原則、保険者から該当する人に通知されます。世帯ごとの所得や年齢によって限度額が異なります。

高額療養費制度が「月」単位で負担を軽減するのに対し、高額医療・高額介護合算療養費制度は、こうした「月」単位での負担軽減があっても、なお、重い負担が残る場合に「年」単位でそれらの負担を軽減します。

高額医療・高額介護合算療養費制度の世帯負担限度額

※ 同じ世帯でも、加入している公的医療保険が異なる場合は合算できません。

<table>
<tr><th></th><th>75歳以上のみの世帯</th><th>70歳～74歳の人がいる世帯</th><th>70歳未満がいる世帯</th></tr>
<tr><td></td><td>後期高齢者医療＋介護保険の合計額</td><td>国保・健康保険など＋介護保険の合計額</td><td>国保・健康保険など＋介護保険の合計額</td></tr>
<tr><td>年収約1,160万円～</td><td colspan="3">212万円</td></tr>
<tr><td>年収約770万円～約1,160万円</td><td colspan="3">141万円</td></tr>
<tr><td>年収約370万円～約770万円</td><td colspan="3">67万円</td></tr>
<tr><td>年収約156万円～約370万円</td><td colspan="2">56万円</td><td>60万円</td></tr>
<tr><td>低所得者2</td><td colspan="2">31万円</td><td rowspan="2">34万円</td></tr>
<tr><td>低所得者1</td><td colspan="2">19万円</td></tr>
</table>

※ 低所得者2は70歳以上で世帯全員が市区町村民税非課税の人など。1は70歳以上で世帯全員が市区町村民税非課税で所得が一定基準（年金収入80万円以下等）を満たす人など。

医療費控除

窓口 最寄りの税務署

前年（1月1日から12月31日）に本人や家族（同一生計の世帯合算）のために支払った医療費の自己負担額の総額（保険金など補填される金額があれば差し引く）が、10万円または所得金額の5%のどちらか少ない額を超えた場合、最高200万円までの医療費控除が受けられます。

ちなみに医療費控除は、税金の還付を受けるためのものですから、非課税の人は対象にはなりません。

◉医療費控除額

＝（実際に支払った医療費の総額
－保険金等で補てんされた金額）
－10万円※1

※1　総所得金額等200万円未満の人は総所得金額等5%の金額。

● セルフメディケーション税制

12,000円以上の対象医療品※2を購入した場合の医療費控除の特例です。通常の医療費控除との併用はできません。

※2　箱の外側にマークがついていることが多い。

◉医療費控除の対象（例）

- ○ 入院費、入院の食事代　※高額な室料の差額は×
- ○ 受診のための交通費　※タクシー代は△
- ○ 介護保険の医療系サービス（訪問看護、デイケアなど）
- ○ 介護保険の医療系サービスと福祉系サービスの併用
- ○ 特別養護老人ホームや老人保健施設などの利用料・食費・居住費（ただし特別養護老人ホームは費用の半額）
- ○ 治療のためのはり・灸・マッサージなどの施術費
- ○ 薬局で購入した薬代
- ○ 寝たきりの人のおむつ代
（医師が発行する「おむつ使用証明書」が必要）
- × 人間ドック（健康診断費用）
- × 予防接種

2-8 難病に関わる制度

難病では心身だけでなく、経済的にも大きな負担がかかります。「指定難病」については医療費を助成する制度があります。

難病医療費助成制度

窓口 都道府県または指定都市の担当課

難病は、原因がわからず治療法も確立されていないために、長期間療養をしなくてはなりません。難病患者は、心身の負担だけではなく、経済的にも大きな負担を強いられます。以前から56の難病に対し治療法の研究を進めるため国が治療費を助成する「特定疾患治療研究事業」がありましたが、より充実した難病対策を行うため、2015年1月に「難病の患者に対する医療等に関する法律(難病法)」が施行され、難病患者に対する医療費助成制度は大きく変わりました。助成する難病「指定難病」の種類は、2020年2月現在で333疾患です。

● 指定難病

指定難病には、悪性関節リウマチ、潰瘍性大腸炎、クッシング病、クローン病、パーキンソン病などがありますが、具体的な指定難病については難病情報センターのサイト(https://www.nanbyou.or.jp/)で調べることができます。病気の解説や診断基準、医療費助成制度や「医療受給者証」の申請、国の難病対策、都道府県の難病相談支援センターなど、難病に関する情報が多数掲載されています。また、受診している病院からも情報が得られます。

指定難病のイメージ

難病

- 発病の原因がわからない
- 治療方法が確立されていない
- 希少な疾病
- 長期の療養が必要

指定難病

- 患者数が一定の人数より少ない
（人口の 0.1％ 程度以下）
- 客観的な診断基準がある

医療費助成の対象

難病医療費の自己負担の軽減

窓口 都道府県の保健所または指定都市の担当課

医療費助成の対象になると、難病の治療にかかる自己負担割合が下がり、所得に応じて負担上限月額を超える医療費負担はなくなります。高額な治療を長期にわたって行う必要があれば、負担はさらに軽くなります。介護保険の訪問看護、訪問リハビリテーション、介護療養施設サービス等も医療費に準じて軽減されます。

難病法では、一定の症状がある人が助成の対象となりますが、原則、症状が軽いと助成は受けられません。しかし、症状が軽くても、高額な医療費がかかる治療が継続して必要な人は「軽症者の特例」として助成が受けられる場合もあります。

第3章

病気やけがなどで障害が残った

病気やけがなどで半身麻痺や言語障害などのような障害が残り、今までと同じように生活が送れなくなることがあります。必要な障害者支援制度について、本人だけではなく、生活を共にする家族等も一緒に、今後の生活に活かせる障害福祉サービスを知っておくことは大切です。

3-1 障害が残ったときの相談先

病気やけがなどで、障害が残った場合、今後の生活を維持していくためにも障害福祉サービスの利用が望まれます。適切な相談先から情報を得、具体的な利用手続きにつないでいくことが肝要です。

病院の医療ソーシャルワーカー

病気やけがなどによって、障害が残った場合、障害等の状況に応じて、各種の障害福祉サービスが受けられます。医療ソーシャルワーカー（医療相談室等）がいる病院であれば、入院中に公的な障害福祉サービスについて、情報やアドバスが得られます。

退院後は市区町村の障害福祉サービス担当課へ

しかし、退院していたら、自ら必要な障害者福祉サービスの申請をしなくてはなりません。自動的に障害福祉サービスが受けられるものではなく、自らが申請をしないと受けられない決まりになっています。

その場合は、住んでいる市区町村の障害福祉サービスを担当している課（たとえば「障害福祉課」などの名称）に相談に行くことから始まります。

● 身近な人と一緒に相談に行こう

できる限り、同居家族（配偶者や子等）など身近な人と一緒に相談に出向くのがよいと思います。相談に出向くときには、事前に病名（入院・通院）や現在の心身状態などを簡単にまとめておきましょう。障害福祉サービスを利用する際に、大切なデータとなり、自分の障害の程度や必要なサービスについても客観的に把握できます。

障害が残ったときの各種サービス

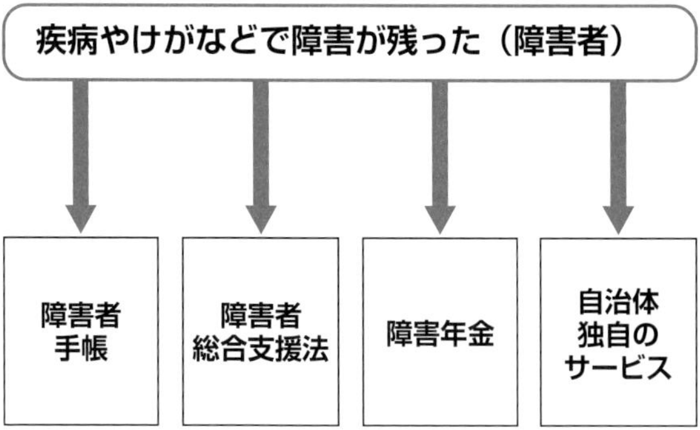

memo

糖尿病と障害

生活習慣病である２型糖尿病患者は、今や360万人を超えています。

糖尿病では、初期は自覚症状がないことも多いのですが、怖いのが腎不全（→人工透析）、網膜症（→失明）、神経障害（→下肢の壊疽と切断）などの合併症です。合併症が悪化すると、そのあとの生活や仕事に制限を生じる障害が残る場合があります。たとえば、糖尿病性網膜症は、中途失明の大きな原因のひとつとなっています。

3-2 障害者手帳

障害福祉サービスを利用するためには、障害者手帳が必要です。障害をもったら、まず障害者手帳を申請することから始めます。

障害者手帳の種類

障害者手帳を申請できるのは、日常生活や社会生活（仕事など）が著しく制限される人です。

障害者手帳には、以下の種類があります。

①**身体障害者手帳**（身体障害者）
②**療育手帳**（知的障害者）
③**精神障害者保健福祉手帳**（精神障害者）

● 申請先

申請先は、いずれも、基本的に市区町村の障害福祉担当課です。

● 障害等級について

障害の程度によって障害等級が判定され、利用できるサービスや手当が違ってきます。障害の等級は1級から6級まであり、障害が最も重いのが1級です。

障害福祉サービスと障害者手帳

障害福祉サービスを利用するには、身体障害者と知的障害者については、原則、障害者手帳の申請が条件になっていることが多く、障害者手帳の申請が必要になります。ただし、精神障害者の場合は、障害（疾病）が安定しない状態も場合によりあることから、一定の条件が整っていれば障害福祉サービス等を利用することができます。

また、指定難病の人（➡P.88）も、身体障害者手帳の有無にかかわらず、障害福祉サービスを利用できます。

◉障害者手帳で受けられるサービスの例

- 医療費などの助成
- 税の減額（所得税、住民税、相続税、自動車税など）
- 鉄道、バス、タクシー、航空運賃などの割引
- NHK 受信料、携帯電話、通信費等の割引
- 博物館や美術館、テーマパークなどの入場料の割引

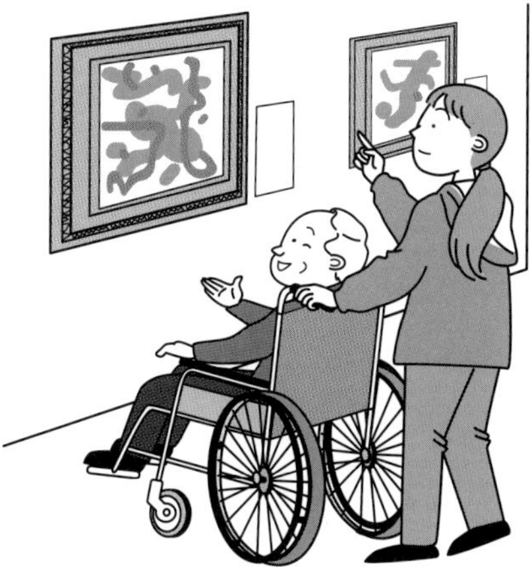

3-3 障害福祉のサービス

障害福祉サービスには、障害者総合支援法で定める介護給付と訓練等給付、相談支援、補装具などのサービスがあります。

介護の支援を行う(介護給付)

・居宅介護(ホームヘルプ)

日常生活に支障のある障害者等の自宅に訪問し、入浴、排せつまたは食事の介護等を行います。

・重度訪問介護

常時介護が必要な重度の肢体不自由者・知的障害者・精神障害者に、自宅での入浴、排せつ、食事の介護、外出時の移動支援などの援助を総合的に行います。

・行動援護

判断能力が制限されている人の外出時に、危険を回避するために必要な援護や、外出時の移動支援を行います。

・同行援護

視覚障害で移動困難な人が外出する際に、同行して必要な視覚的情報を提供したり、移動の援護などを行います。

・重度障害者等包括支援

常時介護が必要な重度の障害をもつ人に居宅介護等複数のサービスを包括的に行います。

自立支援給付

介護給付
- 居宅介護（ホームヘルプ）
- 重度訪問介護
- 行動援護
- 同行援護
- 重度障害者等包括支援
- 短期入所（ショートステイ）
- 療養介護
- 生活介護
- 施設入所支援

相談支援
- 計画相談支援
- 地域相談支援

訓練等給付
- 自立訓練
- 就労移行支援
- 就労継続支援
- 就労定着支援
- 自立生活援助
- 共同生活援助（グループホーム）

自立支援医療
- 更生医療　育成医療
- 精神通院医療※

※実施主体は都道府県等

補装具

地域生活支援事業

- 理解促進研修・啓発
- 自発的活動支援
- 相談支援
- 成年後見制度利用支援
- 成年後見制度法人後見支援
- 意思疎通支援
- 日常生活用具の給付または貸与
- 手話奉仕員養成研修
- 移動支援
- 地域活動支援センター
- 福祉ホーム
- その他の日常生活または社会生活支援

・短期入所（ショートステイ）

自宅で普段介護している人に代わって、短期間（夜間も含む）施設で、入浴、排せつ、食事等の介護を行います。

・療養介護

医療と介護が常に必要な人に、医療機関で機能訓練、療養上の管理、看護、介護等と生活の支援を行います。

・生活介護

常時介護が必要な人に昼間、入浴、排せつ、食事の介護等に加え、創作的活動や生産活動の機会を提供します。

・障害者支援施設での夜間ケア等（施設入所支援）

施設に入所する人に、おもに夜間や休日、入浴、排せつ、食事の介護等を行います。

補装具、日常生活用具

補装具とは義手、義足など身体の一部を補うものや、車いすなど身体機能を補ったり代替するために、長期間継続して使うもので、日常生活用具はより快適に暮らせるようにするための用具です（ストーマ用装具や吸入器など）。これらの購入にかかる費用を支給します。所得などに応じた支給額となります。

そのほかのサービス

そのほか、自立した生活や就労を目指す訓練等を行う「訓練等給付」、地域生活やサービスの利用計画などの相談等を行う「相談支援」、医療費の自己負担額を軽減する「自立支援医療」があります。

また、地域や利用者の状況に応じて日常生活用具の給付など市区町村独自の支援を行う「地域生活支援事業」もあります。各種手当や医療費の助成、日常生活支援の情報提供などサービスは市区町村によって異なりますので、住んでいる自治体で確認することが大切です。

補装具、日常生活用具の例

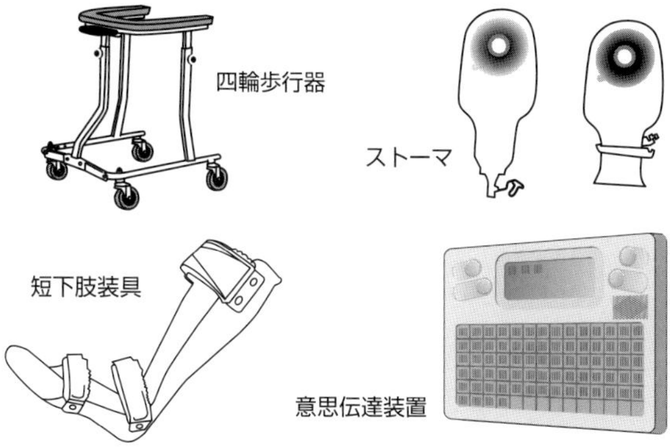

介護保険サービスと障害福祉サービス

65歳以上の高齢者が年齢を重ね、日常的に介護が必要な要介護状態になると介護保険のサービスが利用できます。65歳未満でも、障害をもって介護が必要になる場合はどうでしょうか。

介護が必要になった人が利用できるサービスには、介護保険サービスと障害福祉サービスがあります。この2つはそれぞれ目的が異なります。介護保険は、基本的には、加齢による心身の機能低下に対して援助するサービスです。

一方、障害福祉サービスは、障害者総合支援法に基づくもので、介護（給付）サービスもあります。介護保険と異なり、障害者と障害児の区別はあるものの年齢制限は原則としてありません。ですから、支援の必要性が認められれば65歳未満でも障害支援区分を基準として介護（給付）サービスが受けられます。

利用者などの意向を踏まえ、市区町村が支給決定基準に基づいてサービスの種類や支援量を決定します。

● 障害をもつ人が65歳以上のとき

では、障害をもつ人が65歳以上の場合や65歳になった場合についてはどうでしょうか。

原則的に、介護保険で提供されるサービスに同等の機能や内容がある場合には、介護保険制度が優先されます。この場合、同行援助、行動援助、自立訓練（生活訓練）、就労移行支援、就労継続支援など、障害福祉固有のサービスは、そのまま利用できます。利用者の状態に合わせて購入しなくてはならない補装具なども利用できます。

また、必要とされるサービスの量が介護保険の限度を超える場合などは、障害福祉サービスで補う場合もあります。

この他に、介護などのサービスが必要だが介護保険サービス（事業所）が身近にない、要介護認定で非該当となってしまったなどの理由で、介護保険サービスの利用が優先できないが、サービスの利用が必要なケースでも障害福祉のサービスを利用することになります。

Column 高次脳機能障害

高次脳機能障害は、脳の損傷が原因で、脳の機能のうち、言語や記憶、注意、情緒といった認知機能に起こる障害です。発症の原因は、おおよそ８割が脳卒中（脳梗塞、脳出血、くも膜下出血など）、１割が交通事故などの脳外傷によるものです。所定の診断基準に基づいて医師が診断します。

脳に損傷を負うと、次のような症状が出ることがあります。

- 記憶障害
  物の置き場所を忘れる
  新しいできごとを覚えられない
  同じことを繰り返し質問する
- 注意障害
  ぼんやりしていて、ミスが多い
  複数のことを同時に行うと混乱する
  作業を長く続けられない
- 遂行機能障害
  自分で計画を立ててものごとを実行できない
  指示してもらわないと何もできない
  約束の時間に間に合わない
- 社会的行動障害
  興奮する、暴力を振るう
  思い通りにならないと、大声を出す
  自己中心的になる

高次脳機能障害は、外見的には障害があることがわかりにくく、本人に障害の自覚がない場合もあり、周囲に誤解を受けやすく、トラブルに巻き込まれることがあります。障害程度等級表に該当する手足の麻痺や言語障害が残っている場合は、身体障害者手帳の申請も可能です。

3-4 障害に関する年金や給付

障害年金は、病気やけがで日常生活や仕事に支障が出る場合に支給される年金です。給付金や手当などの所得保障もあります。

障害年金

障害年金には障害基礎年金と障害厚生年金の２つがあります。どちらの年金の受給対象かは、病気やけがの初診の際に加入していた年金によって決まります。国民年金の場合は障害基礎年金、厚生年金にも加入していた場合は、障害基礎年金に加えて障害厚生年金の支給対象となります。

なお、年金の支給額は障害の程度により異なります。

障害基礎年金

窓口 市区町村の国民年金担当課、年金事務所

受給の要件は以下のとおりです。

- 障害の要因となった病気やけがの初診日に国民年金に加入している※
- 障害認定日に障害の等級が１級または２級に該当
- 国民年金の保険料納付要件を満たす

※ 20 歳未満か日本国内に住んでいる 60 歳以上 65 歳未満（年金に加入していない）も含む。

memo **特別障害給付金**

国民年金の任意加入期間に加入しなかったために障害基礎年金等を受給していない障害者の方に給付金が支給される制度があります。

障害厚生年金

窓口 年金事務所

受給の要件と受給内容は以下のとおりです。

- 障害の要因となった病気やけがの初診日に厚生年金に加入している
- 厚生年金の保険料納付要件を満たす
- 障害の状態が３級の場合は、障害厚生年金のみ
- １級または２級の場合には、障害基礎年金に上乗せ支給

障害の等級が３級よりやや軽い状態の場合は、一時金として障害手当金が支給されます。

● 認知症や脳梗塞後遺症等と障害年金

次の場合も障害年金の対象となる可能性があります。

- うつ病や発達障害
- 脳梗塞や脳内出血の後遺症
- 認知症、若年性認知症などの精神の障害
- 心臓、腎臓疾患、がんなど
- リウマチ、パーキンソン病、クローン病などの難病
- 抗がん剤などの副作用で生活に支障をきたす場合

memo **障害年金生活者支援給付金**

障害基礎年金等の受給者で、所得が一定額以下の人に対して給付金が支給される制度です（2019年10月から開始）。障害の程度により支給額は異なります。対象者には日本年金機構から書類が届きます。窓口は、市区町村の国民年金担当課、年金事務所です。

特別障害者手当

窓口 市区町村の障害福祉課など

在宅で暮らしている20歳以上の重度障害者で、日常生活に常時特別の介護が必要な人に対し、月額27,200円（2020年2月現在）が支給されます。施設入所者や3か月以上継続して入院している人は除きます。また、所得制限もあります。

障害者扶養共済制度

窓口 都道府県・指定都市の障害者扶養共済制度担当

心身障害児（者）の保護者が毎月掛金を納めることで、保護者が亡くなったり、重度障害者になったりしたときに、心身障害児（者）に年金を生涯にわたって支給するものです。親亡きあとの暮らしに備える制度です。

医療費の助成制度など

窓口 住民票のある市区町村の担当課

医療の助成については、所得による制限がありますが、重度心身障害者医療費助成制度、重度障害者医療費助成などの名前で、多くの自治体（都道府県、政令指定都市など）が行っています。このほか、自治体独自に個別のサービスがあります。これらはいずれも申請が必要です。申請しなければ助成は受けられません。対象かどうかがわからなくても、まずは障害福祉課などに確認してみることが大事です。

Column 障害をどうとらえるか

あなたや家族が障害をもっても、住み慣れた家や地域で、多少の不自由があっても、ごく当たり前の生活（ノーマライゼーション）をしたいと思ったときにフォローしてくれるのが公的な支援システムです。

たとえば、障害者手帳をもつと、どのようなメリットがあるでしょうか。障害の状態によっても異なりますが、活用することで生活の安定や経済的負担の軽減も可能です。「障害（者）」について、ある大学での講師S先生と学生Aさんの会話を通して考えてみましょう。

Aさん：近所に住んでいる私の叔父は、以前から心臓が悪く、この間ペースメーカーの手術をしたんです。

S先生：授業でもお話ししましたが、心臓ペースメーカーの植え込み手術をした人は、状態によって障害者手帳をとることができますね。

Aさん：先生のその講義をたまたま覚えていて、「きっと役に立つから」と叔父に申請をすすめたのですが、当の本人は「そんなものいらない」と言い張っています。

S先生：たまたまですか（笑）。叔父様でも誰でも、知らないことについては、不安や誤解をもちますね。

Aさん：はい。叔父は、「一人で歩けるし、どこも障害（欠損等）がないから障害（者）ではない」と言うのです。

S先生：「障害」があるといっても、身体障害、知的障害、精神障害等、種別や状態等はさまざまです。障害者手帳も種別や状態によって、活用できる制度や助成、サービスなどもそれぞれ異なります。

Aさん：叔父の場合は、身体障害者ですか。

S先生：内部障害（者）で身体障害者手帳（3級以上）が該当すると思います。障害者手帳があることでどんなメリットがあるか調べてみるのもいいですよ。

次ページに続く→

Column

得意のインターネットで調べるのもいいのですが、住んでいる市役所（自治体）の障害福祉担当窓口で、聞いてみるのもいいですし、詳しい冊子もあるはずです。

数日後、AさんがS先生のところにやってきました。

Aさん：先生、この間の宿題について調べてみました。叔父に使えそうなサービスがいくつもありました。
①自動車税割引　②所得税、住民税割引　③医療費の割引・助成　④タクシーや新幹線割引　⑤障害年金

S先生：そうですね。叔父さんの気持ち（ニーズ）に立って、調べたのですね。どのような助けが必要なのかは、心身や生活（家庭・仕事）、お金など、その人の置かれている状況により、異なります。何に困っているのか、必要なのかを整理していくことはとても大切です。

Aさん：はい。身体障害者手帳を提示すると、ほとんどの公共交通機関は割引になります。でも叔父の心臓ペースメーカーの場合は、電子機器の電波の影響や衝撃を避けたほうがいいはずですから、安全を考えて今までのように、満員電車や人混みの中の移動は避け、自家用車やタクシーなどの移動がいいわけだけど、お金はかかりますね。

S先生：そうですね。毎日の生活で、経済的負担の軽減はとても大切なことです。自動車税や所得税（障害者控除）等の軽減や医療の助成についても手帳の等級によって多くの自治体が行っています。東京都では、所得制限はありますが、心身障害者医療費助成制度もあります。

Aさん：叔父は、「できるだけ働きたい」と言っていますが、身体障害者手帳をもっていれば、障害年金の手続き

はしなくてもいいのですか。
S先生：　身体障害者手帳と障害年金とは別の制度です。ですから、障害者手帳の等級と年金の認定基準も異なります。障害年金の申請手続きも必要です。

　心臓ペースペーカーの人も、仕事をすることは十分可能ですし、障害年金は働きながら受給できます。手術後に体調が回復せず、日常生活に重度の支障（障害年金の等級が1級または2級）がある場合、障害厚生年金（会社員の場合）に加え、障害基礎年金も受給できます。

Aさん：叔父も、自分が障害をもつとは思わなかったでしょうが、私たちもこれから病気や事故、高齢によって、障害者になる可能性がありますから、他人ごとではありません。
S先生：叔父様の場合は、内部障害ですが、「障害」をどうとらえるかは大切なことです。Aさん、そう言えば先月、重度障害者施設の実習を終えてどうでしたか？
Aさん：実習をする前は、障害のある人は誰かの助けが必要な他人に生かされている人たちと、勝手に思い込んでいたのですが、実際は、社会や地域や家族の中で、各々の意義や役割があり、尊厳をもって自律した生活をしていることがわかりました。
S先生：授業でも「多様性（ダイバーシティ）」について話しましたが、地域（社会）には、さまざまな人がいます。障害の有無や人種、性別、年齢だけでなく、価値観、性格なども一人ひとり違います。画一的に「こうあるべだ」と強要するのでなく、皆が認め合って能力を発揮できる地域になるよう、考えていきたいですね。

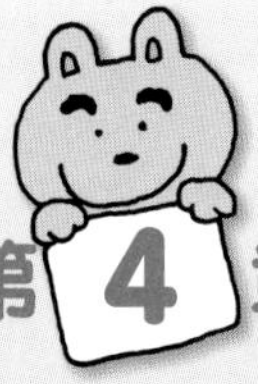

第4章

認知症かもしれない

　2015 年の厚生労働省のデータによると、日本の認知症患者数は、約 462 万人、65 歳以上の高齢者の約 7 人に 1 人と推計されています。医療機関で診断を受けていない、軽度の認知障害（MCI）を合わせると、認知症の人または予備軍はかなりの数となります。2025 年には高齢者の 5 人に 1 人が認知症になるという研究調査もあり、認知症は身近な疾病となっています。

4-1 認知症とは

人の脳には、呼吸や睡眠といった無意識に行う生きるための活動から、学習や運動など高度な活動に至るまで、人としてのあらゆる活動をコントロールする役割があります。

脳の働きが低下し、日常生活に支障が出る

認知症は、さまざまな原因で脳の働きが低下し、記憶や判断能力の障害などが起こった状態です。たとえば、ごはんを食べたのに食べていないと周りに訴える。いつもの道がわからなくなる、いつもしていたことの手順がわからなくなる、できたはずのことができなくなるなど、普段の生活や対人関係に支障が生じます。

認知症という言葉は、病名ではありません。病気特有の症状を示す総称です。厚生労働省では、「生後いったん正常に発達した種々の精神機能が慢性的に減退・消失することで、日常生活・社会生活を営めない状態」と定義づけています。

認知症を引き起こす病気

認知症（状）を引き起こす病気はいくつかあります。よく知られているものとしては次の４つがあります。

①アルツハイマー型認知症
②脳血管性認知症
③レビー小体型認知症
④前頭側頭型認知症（ピック病）

日本では、アルツハイマー型認知症が多く、認知症全体の相当数を占めると言われています。また、アルツハイマー型認知症と脳血管性認知症が混合している場合もあります。

アルツハイマー型認知症やレビー小体型認知症の症状の進行を遅らせる抗認知症薬等も開発されていますが、現段階では、根本的に認知症を完治する治療方法はありません。

● 治療で改善するものもある

ただし、認知症の原因となる疾患の中に治療により改善するものもあります。たとえば事故などで頭部のけがによって、頭蓋骨と脳の間に血液がたまる「慢性硬膜下血腫」や、脳室が拡大して起こる「正常圧水頭症」は、外科的治療等によって改善する可能性があります。

代表的な認知症と特徴

①アルツハイマー型認知症

- 脳に異常なたんぱく質がたまって、神経細胞が破壊され、脳が委縮する。
- 主症状はもの忘れ。近い記憶から忘れ、時間や場所の感覚がなくなっていく。

②脳血管性認知症

- 脳梗塞や脳出血で脳の機能が低下する。
- もの忘れ、手足の震えや麻痺など。まだらに症状が出ることもある。

③レビー小体型認知症

- 異常なたんぱく質が脳の神経細胞内に蓄積したレビー小体が見られる。
- 鮮明で具体的な幻視が特徴。手の震えや小刻み歩行などのパーキンソン病に似た症状もある。

④前頭側頭型認知症

- 脳の一部である前頭葉や側頭葉が委縮する。
- 万引きなど反社会的行動、同じ行動の繰り返し（常同行動）、抑制が効かないなど。

認知症の中核症状とBPSD（行動・心理症状）

認知症の症状を大きく分けると①中核症状と、②行動・心理症状（BPSD）があります。特に家族（介護者）を悩ませるのは、BPSDです。

● 中核症状

脳の神経細胞が壊れることによって、直接起こる症状です。認知症に一般的に現れる症状です。たとえば、次のようなことがあります。

- **記憶障害**――新しいことを覚えるのが難しくなる。最近のことを忘れる
- **判断力の障害**――筋道を立てて考えることができない
- **問題解決能力の障害**――予想していないことに対処できない
- **実行機能障害**――計画的にものごとを実行できない
- **見当識障害**――今がいつで、ここがどこかわからない。目の前にいる人がだれかわからない
- **失行**――ボタンをはめるなどの動作ができない
- **失認**――目の前にあるものが何かわからず、対象を認識できない
- **失語**――言葉を理解したり、話したりすることが難しい

● 行動・心理症状（BPSD※）の特徴

認知症の行動・心理症状（BPSD）は周辺症状とも呼ばれています。中核症状がもとになり、周囲の人との関わりのなかで出てくる症状です。

※ BPSDは「認知症の行動と心理症状」を表わす「Behavioral and Psychological Symptoms of Dementia」の頭文字を取ったもの。

たとえば、暴言、暴力、興奮、抑うつ、不眠、昼夜逆転、幻覚、妄想、徘徊、もの取られ妄想、弄《ろう》便・失禁などがあります。本人の性格や置かれている環境、人間関係、心理状態などが絡み合って出現するため、人それぞれ個人差があります。

認知症の中核症状と行動・心理症状

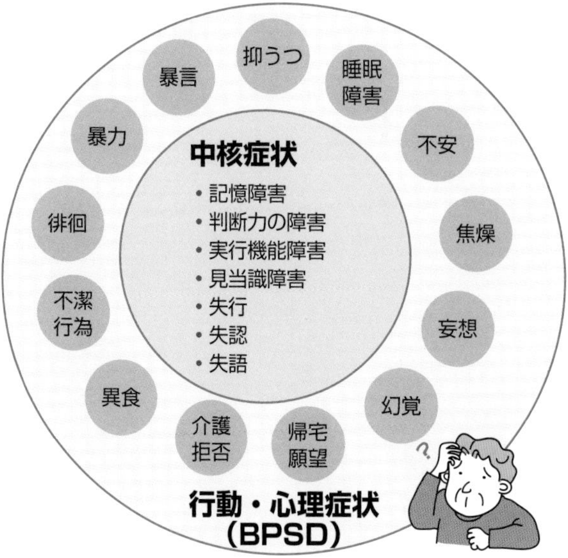

4-2 認知症の検査と診断

認知症の検査には、いくつか方法がありますが、一般的には、それらの結果を総合的に診て、診断されます。

● 問診

今治療中の病気、今までにかかった病気、生活状態等を直接確認します。本人との会話を通し、家族から日常の状態を聞き取ります。

● 身体の検査

認知症なのか、他に病気があってたまたま認知症のような症状が顕著に出ているだけなのかなどを判断するために、身体の検査が必要になる場合があります。

● 脳の画像診断

脳の状態を調べる検査です。次のようなものがあります。

・CT —— コンピューター断層撮影。脳の状態をみる
・MRI —— 脳の状態をみる。電磁線を利用
・SPECT- アイソトープを用いて脳の血流の状態を調べる
・PET —— 脳糖代謝量を調べる

● 認知機能の検査

認知機能のテストとしてよく知られているものには、長谷川式スケールやミニメンタルステート検査があります。

・長谷川式スケール
（改訂長谷川式簡易知能評価スケール、HDS-R）

「お歳はいくつですか？」「今いるところはどこですか？」など、いくつかの質問に答えます。30点満点で20点以下は認知症の疑いが高いとされます。

・ミニメンタルステート検査（MMSE）

国際的に普及している検査です。11項目あり、「今年は何年ですか？」などの質問に答えたり、文章や図形を書いたりします。30点満点で23点以下は認知症の疑いありです。

医師は、これらの検査を必要に応じて実施し、検査結果と問診から、基準にもとづき総合的に判断します。また、診断結果に合わせて、本人や家族と治療方針を決めていきます。

注意しなくてはならないのは、これらのテストは、テストの特徴をよく理解しない人が行っても、正確な結果が出ないということです。テストは、ひとつの判断基準です。認知症の疑いがある場合には、医療機関（認知症等の専門外来）を受診することが大切です。

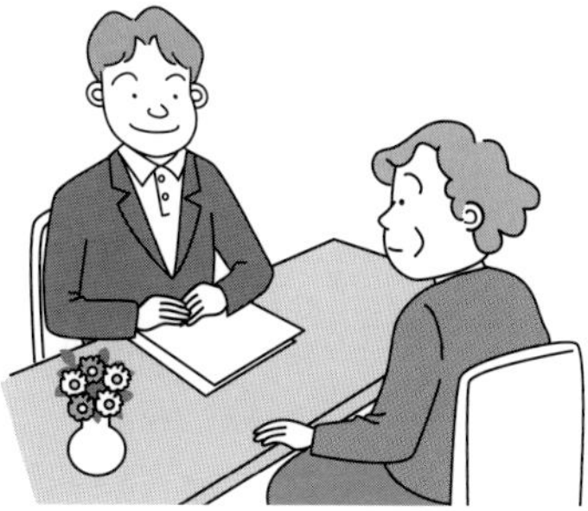

4-3 早期発見と早期治療のために

早期の段階で認知症を発見・治療できると、服用する薬の効果も高まり、症状が軽減することもあります。また、今後の適切な治療の見通しがつきやすくなります。

家族がつくった「認知症」早期発見のめやす

公益社団法人「認知症の人と家族の会」が会員の経験をもとにまとめたものです。家族の言動が気になり、下記に当てはまることがいくつかあれば、専門家に相談してみましょう。

●もの忘れがひどい

- ☑ 1 今切ったばかりなのに、電話の相手の名前を忘れる
- ☑ 2 同じことを何度も言う・問う・する
- ☑ 3 しまい忘れ置き忘れが増え、いつも探し物をしている
- ☑ 4 財布・通帳・衣類などを盗まれたと人を疑う

●判断・理解力が衰える

- ☑ 5 料理・片付け・計算・運転などのミスが多くなった
- ☑ 6 新しいことが覚えられない
- ☑ 7 話のつじつまが合わない
- ☑ 8 テレビ番組の内容が理解できなくなった

●時間・場所がわからない

- ☑ 9 約束の日時や場所を間違えるようになった
- ☑ 10 慣れた道でも迷うことがある

●人柄が変わる

- ☑ 11 些細なことで怒りっぽくなった
- ☑ 12 周りへの気づかいがなくなり頑固になった
- ☑ 13 自分の失敗を人のせいにする
- ☑ 14 「このごろ様子がおかしい」と周囲から言われた

●不安感が強い

- ☑ 15 ひとりになると怖がったり寂しがったりする
- ☑ 16 外出時、持ち物を何度も確かめる
- ☑ 17 「頭が変になった」と本人が訴える

●意欲がなくなる

- ☑ 18 下着を替えず、身だしなみを構わなくなった
- ☑ 19 趣味や好きなテレビ番組に興味を示さなくなった
- ☑ 20 ふさぎ込んで何をするのも億劫がりいやがる

地域包括支援センターやケアマネジャーに相談

認知症に関する総合的な相談や、介護や生活全般の相談支援等は、最寄りの地域包括支援センターで直接応じてもらえます。認知症の人の心や体、これからの生活環境、介護のことなど、不安や悩みを相談し、支援を受けることができます。

地域包括支援センターには、社会福祉士、主任ケアマネジャー、保健師等、認知症の知識や地域の情報をもっている専門職が常勤しています（➡P.14）。

さらに、要支援や要介護の認定を受けて、地域包括支援センターや地域のケアマネジャーに介護や医療のサービスを受けるためのケアプランをつくってもらうこともできます。

認知症の電話相談

認知症の人やその家族等のための電話相談です。医療や介護、制度などの情報提供や、本人や家族が抱えるさまざまな悩みを電話で相談できます。

● 認知症コールセンター

都道府県や大きな市などに設置されています。自治体のホームページで確認しましょう。

● 公益社団法人認知症の人と家族の会（TEL：0120-294-456）

フリーダイヤルによる電話相談を行っています。携帯・PHSからは050-5358-6578（通話有料）です。

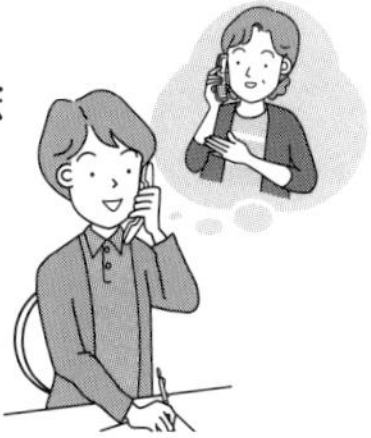

かかりつけ医や専門医に相談

かかりつけ医

かかりつけ医は、本人や家族にとって一番身近な存在です。日常的な病気の治療や健康管理を行っているので、認知症が気になったときの気軽な相談先でもあります。かかりつけ医が認知症の治療を専門にしていない場合でも、認知症サポート医と連携したり、専門の医療機関を紹介してもらうことができます。また、かかりつけ医には介護の不安や負担を理解し、地域の認知症介護サービスにつなぐ役割もあります。

・認知症サポート医

認知症の専門知識をもち、地域でかかりつけ医をサポートする医師です。認知症診断に関するかかりつけ医の相談・アドバイザー役です。地域包括支援センターと連携しています。

専門外来

「認知症専門外来」等をうたっている医療機関が近くにある場合は受診しましょう。ない場合は、「心療内科」「もの忘れ外来」などでも、認知症の検査を行っているところがあり、早期に診断されることも少なくありません。

認知症疾患医療センター

地域の保険医療、介護福祉の専門職等との連携を推進し、認知症の専門医療を行うところです。電話や面接による認知症の専門医療相談、鑑別診断とそれに基づく治療や初期対応、行動・心理症状への対応、情報発信などを行っています。

4-4 認知症の人を支える・社会との接点をもつ

認知症を抱えている人にとって、家族だけでなく社会（地域）の理解や支援も大切です。生活する地域にはそれぞれインフォーマルな支援があります。

家族の会

公益社団法人「認知症の人と家族の会」は、各都道府県に支部をもつ家族会の中で最も大きな団体です。認知症の人と家族を支え、社会に認知症の理解を求めて活動しています。

各地での家族のつどいの開催、相談員（介護経験者）の電話相談、啓発・国際交流・情報提供（ホームページ・会報誌の発行など）、若年期認知症への取り組み、認知症の実態調査・研究などを行っています。

認知症カフェ（オレンジカフェ、みんなのカフェ、集う場など）

地域にあって、認知症の人と家族、地域住民など誰もが集うことができる場所です。情報を共有し、お互いを理解し合う場でもあります。2013年度より、全市町村設置のため国の財政支援が開始されました。地域の実情に合わせて企画・実施されます。市区町村のホームページをチェックしたり、地域包括支援センターに尋ねてみましょう。

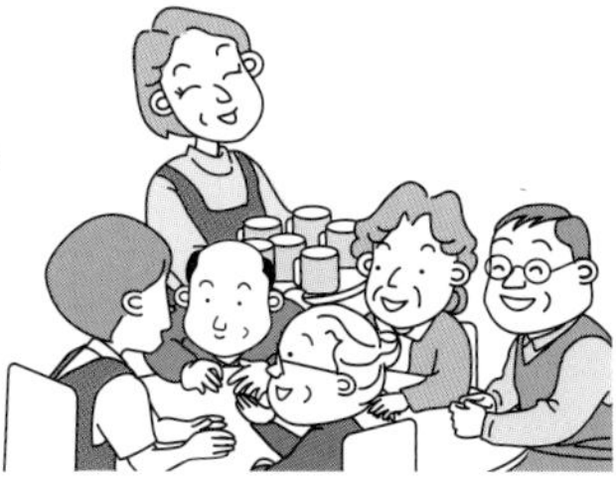

認知症サポーター

認知症について正しく理解し、認知症の人や家族を見守り、支援する活動を行います。認知症サポーターの数は2019年12月現在、全国で1200万人を超えています。認知症サポーターになるには、講師（キャラバンメイト）が実施する認知症サポーター養成講座を修了します。

地域の見守りネットワーク

たとえ認知症であっても、介護や福祉、医療のサービスを受けることで住み慣れた自宅で生活を続けていくことは不可能ではありません。また、民生委員、新聞配達員や電気・ガスの検針員などの情報から状況をチェックすることもできます。本人の日常生活に心配なことがあれば、必要に応じて近所に協力や理解を求めるなど、地域の中の支援や見守りネットワークも活用しましょう。

memo

認知症が重くなってきたときの生活の場について

介護者の負担が増えて、在宅での生活が困難になった場合や、重い認知症で生活の場所をどうしたらよいのか悩んでいる場合などは、どうしたらよいでしょうか。

地域により差はありますが、認知症デイサービスや重度認知症デイケア、グループホーム、認知症疾患治療病棟のある医療機関などを利用することもできます。認知症の状態や家族の介護状況によって、生活の場所はそれぞれですが、本人がその人らしく尊厳をもって生活できるように、可能な限り、本人の意向（意思）に沿った生活場所の選定を心がけましょう。

4-5 認知症の人が使える制度

認知症の程度によって、障害福祉の制度を利用できる場合があります。また、生活費の補填や税金免除など、生活を支援する制度があります。

自立支援医療(精神通院医療)

窓口 通院中の医療機関または市区町村の担当課

認知症で精神障害により通院治療している場合、医療機関等で支払う医療費の自己負担が軽減されます。入院や公的医療保険対象外の治療、精神障害と関係のない医療費は対象外です。また、世帯の所得や疾病等に応じて自己負担額の上限が定められています。

障害者手帳

窓口 市区町村の障害福祉担当課

認知症で障害者手帳(➡P.94)を申請することができます。身体に障害がない場合は「精神障害者保健福祉手帳」、脳血管性認知症やレビー小体型認知症などで身体に症状(障害)がある場合は「身体障害者手帳」です。

障害者手帳を取得すると、必要な福祉等の各種サービス、税制の優遇措置、公共交通料金や施設の利用料の割引等が受けられます。また、障害者雇用枠としての就労条件に該当する場合もあります。

申請は、認知症で医療機関に初めてかかった日(初診日)から6か月以上過ぎてからです。障害の程度で障害の等級が決められます。

障害年金

窓口 市区町村の国民年金担当課または年金事務所

認知症で障害年金を受けることができます。認知症で初めて診察を受けたときに加入していた年金制度により、受給できる年金が異なります。国民年金に加入していた場合は障害基礎年金、厚生年金に加入していた場合は障害基礎年金に加えて、障害厚生年金も受給できます（➡P.102）。

そのほか、高額療養費（➡P.82）、高額介護サービス費（➡P.57）、特別障害者手当（➡P.104）などにも該当する場合があります。

認知症で金銭管理などが難しくなってきた場合は、日常生活自立支援事業（➡P.154）や成年後見制度（➡P.156）も利用できます。

Column 若年性認知症

認知症は高齢者特有のものではありません。65歳未満で認知症を発症する場合もあります。若年性認知症です。

特に働き盛りの40代、50代の認知症は、仕事や家庭、お金など、生活全般に大きな問題が生じます。高齢者の認知症とは違ったサポートが必要になります。

◉若年性認知症コールセンター（TEL：0800-100-2707）

65歳未満の方の認知症に関する電話相談を行っています。

コールセンターを運営する全国若年性認知症支援センター（http://y-ninchisyotel.net/index.html）のサイトには若年性認知症に関する全国の相談窓口、制度や支援の情報、交流の場などが載っています。

◉若年性認知症の方が利用できる制度やサービス

仕事の面では、今の職場で働き続けられるよう、障害者雇用促進法（会社や地方公共団体などに一定割合で障害者雇用を義務付け）に基づく「障害者雇用枠」での就労を検討してもらう方法があります。会社の担当課に相談します。就労が困難になった場合は、傷病手当金（➡P.134）や失業保険（➡P.135）の受給も考えます。

医療費の負担軽減については精神障害者保健福祉手帳（➡P.94）、自立支援医療（精神通院医療）（➡P.121）、重度心身障害者医療費助成制度（➡P.104）、収入減への対応については特別障害者手当（➡P.104）、障害年金（➡P.102）、国民年金保険料の免除（➡P.128）、生活福祉資金貸付制度（➡P.139）などの制度があります。

症状が進んだら、介護保険のサービス（➡P.26）や障害福祉のサービス（➡P.96）、日常生活自立支援事業・成年後見制度（➡P.154、P.156）などの利用も考えられます。

住宅ローンについては、契約の際に団体信用生命保険に加入していると特約制度があり、「高度障害状態」になった場合に、支払が免除されることがあります。住宅ローンを契約した金融機関の担当者に契約内容を確認しましょう。

生命保険に入っている場合は、高度障害状態に該当すれば、高度障害保険金を受け取ることもできます。

第5章

暮らしのお金を支える

日々の生活の中で、加齢により重大な病気や障害をもつリスクは誰にでもあります。今まで出来ていた日常のことが不自由になり、これから先の生活に不安を感じ始めている方もいるかもしれません。また、同居家族の病気や介護、失業、世帯主の死亡などで、経済的に困難な状況に陥る場合もあります。

わが国では、誰もが日々の生活を健康に文化的に営む権利をもっています。それを支える社会保障制度は日常の生活を安心して暮らすための手立てです。さまざまな支援制度やサービスを活用して、経済的な負担を軽減することも可能です。

5-1 年金制度のしくみ

年金は、仕事など現役を引退したあとの老後の生活を支えるうえで、とても大切な制度です。国民年金や厚生年金、遺族年金、障害年金など、さまざまな種類があります。

公的年金と私的年金

年金には、国民年金や厚生年金のような公的年金から、確定拠出年金や確定給付企業年金などの私的年金もあり、多種多様です。

年金のしくみは国民年金や厚生年金などの公的年金(2階建て)を土台に、私的年金を合せた3階建てになっています。自営業、会社員、公務員、専業主婦（夫）などによってもらえる年金の種類やしくみが違います。

● **公的年金**

国民年金
厚生年金

● **私的年金**

国民年金基金
個人型確定拠出年金（iDeCo）
確定拠出年金（企業型）
確定給付企業年金
個人年金保険など

年金制度

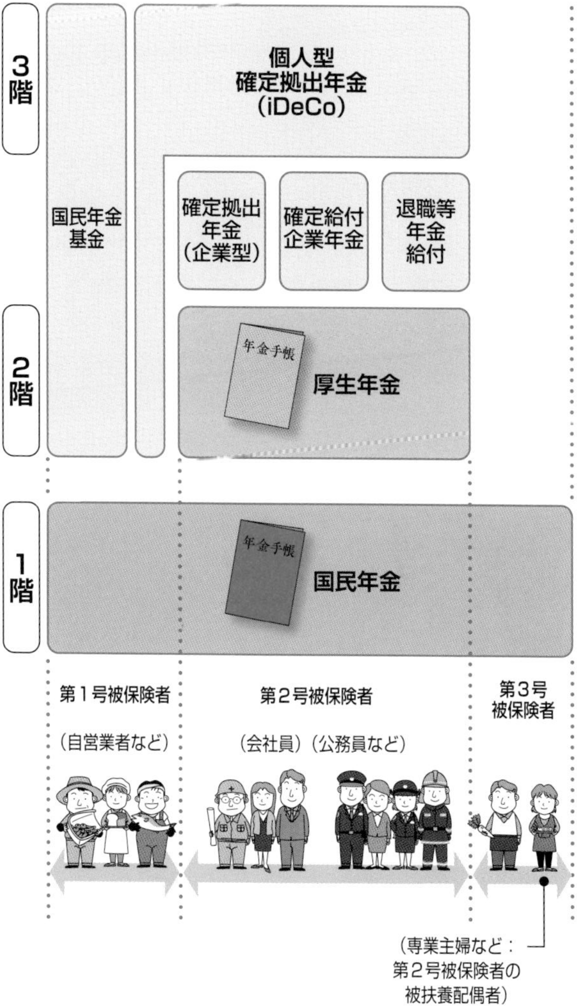
3階
2階
1階
国民年金基金
個人型
確定拠出年金
(iDeCo)
確定拠出
年金
(企業型)
確定給付
企業年金
退職等
年金
給付
年金手帳
厚生年金
年金手帳
国民年金
第1号被保険者
(自営業者など)
第2号被保険者
(会社員)(公務員など)
第3号
被保険者
(専業主婦など：
第2号被保険者の
被扶養配偶者)

5-2 公的年金の種類

公的年金は1961(昭和36)年に、国民皆年金をかかげて始まった制度で、社会全体で高齢者を支えるしくみです。

国民年金

窓口 市区町村の国民年金担当課または年金事務所

国民年金は、20歳以上60歳未満の国内に住所をもつすべての人が加入する年金です。一定の受給資格を満たすことで老齢基礎年金を受け取ることができます。

被保険者は、第1号被保険者と第2号被保険者、第3号被保険者に分けられます。それぞれ以下のように定められており、保険料の支払い方法も異なります。

● 第1号被保険者

自営業者や学生、フリーター、無職の人などが対象です。納付書を使った納付や銀行口座振替などによって自分自身で納めます。学生など収入がなく納められない場合は、免除あるいは猶予のしくみもあります。

memo 国民年金保険料の免除

病気や退職等で収入が減って、保険料の支払いが困難になった場合には、保険料を免除したり支払いを猶予する「保険料免除・納付猶予制度」があります。お住まいの市区町村の国民年金担当課に相談してください。

● 第2号被保険者

厚生年金の適用を受けている一般企業（事業所等）に務める会社員や公務員などです※。

第2号被保険者は、国民年金とあわせて厚生年金にも加入しています。国民年金保険料は厚生年金保険料に含まれていて、勤め先でまとめて納めます。

※ 年齢制限はありません。20歳未満でも会社員等として働いている場合は加入します。加入は原則70歳までです。

● 第3号被保険者

第2号被保険者に扶養される20歳以上60歳未満の配偶者で、年間の収入が130万円未満の人（障害者の場合は、障害年金を含めて年収180万円未満）です。保険料は配偶者が加入している厚生年金から支払われるため、自分自身で保険料を納める必要はありません。

● 保険料を納める期間

国民年金については、2017年8月以降は「10年間」の納付期間があれば年金を受け取れるようになりました（納付額は納付期間に応じて決まります）。

memo **老齢年金生活者支援給付金**

65歳以上の老齢基礎年金の受給者で、世帯の全員が市区町村民税非課税の場合、年金等の収入とその他の所得との合計が一定額以下の人に対して給付金が支給される制度です（2019年10月から開始）。対象者には日本年金機構から書類が届きます。窓口は、市区町村の国民年金担当課、年金事務所です。

厚生年金

窓口 年金事務所

厚生年金は、国民年金に上乗せする形で年金保険料を納付する、「2階部分」の年金です。対象者（被保険者）は、会社員や公務員などです。

保険料は月給より負担され、そのうち半分は被保険者が、残りの半分は一般企業（事業所等）が負担しています。収入に応じて、納める保険料が異なります。

老齢厚生年金と呼ばれ、老齢基礎年金に上乗せされて支払われます。

● 保険料を納める期間

就職したときから退職するまでが加入期間※となります。

※ 出産や育児休業期間中は、保険料の支払いは免除されますが、介護休業を取得したときは免除されません。

遺族年金

窓口 市区町村の国民年金担当課または年金事務所

国民年金あるいは厚生年金の被保険者である世帯主などが亡くなった場合に、遺族の生活を支える公的年金です。国民年金からは遺族基礎年金が支払われ、厚生年金からは遺族厚生年金が上乗せで支払われます。

● 遺族基礎年金

遺族基礎年金とは、亡くなった人に生計を維持されていた子をもつ配偶者または子が受け取れる年金です。

子とは、18歳になる年度末（3月31日）までの間にあり※、婚姻していない人です。配偶者の受給額は年間780,100円（2020年2月現在）です。さらに子どもの人数に応じた金額が加算されます。

※ 障害等級１級・２級の子の場合は20歳未満。

● 遺族厚生年金

厚生年金の被保険者が亡くなった際に受給要件を満たしている場合、遺族が受け取れる年金です。亡くなった人の年金加入実績に応じた金額を受給することができます。受給期間は受け取る人の年齢等により異なります。

受給要件は、被保険者の死亡時、または被保険者期間の傷病が原因で初診日から５年以内に死亡したとき、厚生年金の受給資格期間が25年以上ある人が死亡したとき、１級または２級障害厚生年金を受けられる人が死亡したときです。

受給対象となるのは、亡くなった人の収入で生活していた妻やその子およびその孫、さらに55歳以上の夫と父母および祖父母です。

memo **遺族年金生活者支援給付金**

遺族年金等の受給者で、所得が一定額以下の人に対して給付金が支給される制度です（2019年10月から開始）。対象者には日本年金機構から書類が届きます。

寡婦年金

窓口 市区町村の国民年金担当課または年金事務所

第1号被保険者として保険料を納付した期間が10年以上ある夫が老齢年金を受け取る前に死亡した際、それまで支払ってきた保険料が掛け捨てにならないよう、妻に対して支給される年金です。

夫の収入で生計を維持していた婚姻期間10年以上の妻に対して寡婦年金が支給されます。支給額は夫が受け取るはずだった老齢基礎年金の3/4で、支給期間は60歳から65歳までです。

自営業者の妻の場合、老齢基礎年金を受け取れる年齢までの間、収入が途絶えてしまう可能性があり、それを救済する措置として、この寡婦年金が設けられています。

私的年金について

● 国民年金基金

国民年金にしか加入していない第1号被保険者（自営業者など）は、厚生年金などに加入している人（会社員など）と比べた場合、将来受け取る年金額に大きな差が生じます。そこで、国民年金の第1号被保険者（自営業者など）の老後の所得を保障する目的で設立された制度です。

● 個人型の確定拠出年金（iDeCo、イデコ）

加入者が積み立てによって掛金を拠出し、自分で選んだ金融商品で運用する私的な年金です。運用した資産は、60歳以降に受け取ることが可能になります。加入するには、自分で手続きを行う必要があります。銀行や証券会社、保険会社など金融機関で取り扱っています。
　掛金は所得控除の対象となります。年金を受給するときに所得控除（退職所得控除や公的年金控除など）があります。
　ただし、金融機関に支払う管理手数料があることや60歳まで原則として途中解約（お金の引き出し）ができないこと、運用商品には投資信託が多く初心者だと運用が難しいことなども留意する必要があります。

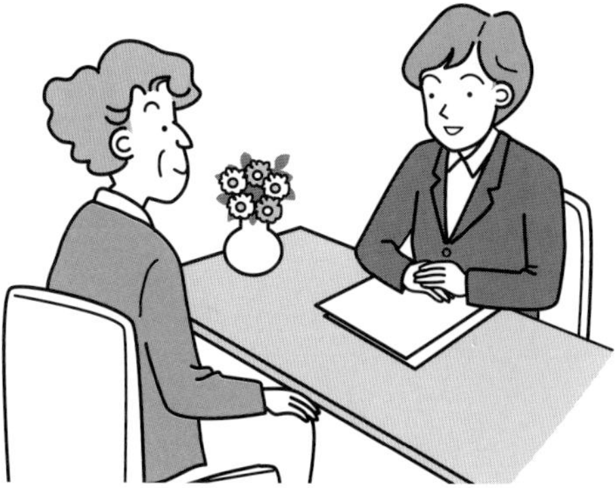

5-3 働けない、仕事ができなくなったときの所得保障

会社員が病気やけがで仕事を休み、給与が支払われない場合の所得保障として傷病手当金があります。失業したときには失業保険もあります。

傷病手当金

窓口 加入している健康保険組合など

会社員や公務員の場合、病気やけがで働くことができなくなり、連続して3日以上休むと、4日目から最長1年6か月間、傷病手当金の給付を受けることができます。休んでいる間、給与が支払われないか支払われていても少ない場合に給付されます。詳しくは加入している健康保険組合などに相談してみましょう。

なお、自営業者などの加入する国民健康保険には、原則として傷病手当金の支給はありません。

また、失業保険は、傷病手当金と同時に給付を受けることはできません。

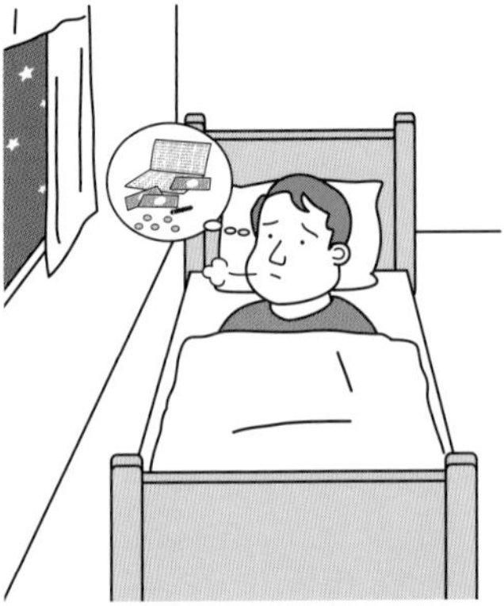

失業保険（雇用保険の基本手当）

窓口 最寄りのハローワーク（公共職業安定所）

仕事がなくなったときに備える公的な保険です。働く人が失業で所得がなくなったとき、経済的負担から救済するために、失業期間中にも一定額の給付をすることで、失業者の生活の安定を図り、再就職活動の支援を行います。

なお、病気やけが、家族の介護などにより会社を辞めた人については原則、自己理由の場合でも３か月間の給付制限期間はありません。

● 受給期間の延長もできる

病気やけがなどで退職後、すぐに働けない場合は、失業保険を受けることのできる期間（受給期間）を本来の１年間に加え、最長で３年間延長可能です。延長手続きをすれば、再び働ける状態になったときに、失業保険をもらいながら再就職活動を行うことができます。

また、失業保険の受給手続き後に、病気やけがのために15日以上仕事につくことができない状態になった場合は、基本手当に代えて同額の傷病手当の支給を受けることもできます。

5-4 税などの負担軽減、貸付

社会の礎となる納税は、本人（世帯）の所得等により各種の税額が定められています。また、障害や個別の状況に応じて、申告すれば税の控除や負担軽減などを受けられる場合もあります。

所得控除

窓口 税務署または市区町村（税務担当課）

税金には、障害者や寡婦に対する所得控除（所得から差し引かれる金額）があります。所得控除を受けるには、毎年3月15日までに確定申告を行います。

● 障害者控除

税制上の「障害者」となるのは、次の通りです。

・知的障害者
・精神障害者（障害者手帳の所持）
・身体障害者（障害者手帳の所持）
・介護認定を受けている者
　市区町村長が「身体障害者等に準ずる」と認めた場合※。
　各市区町村によって違うので問い合わせてください。

※ 常時寝たきりの人は税制上「障害者」控除となります。この場合、身体障害者手帳の交付は必要ありません。

memo **障害者に対する税金の控除や免除**

そのほか、相続税や贈与税の控除（[窓口] 税務署）、障害者またはその家族が使う車の自動車税の免除（[窓口] 都道府県税事務所・自動車税事務所）、公共料金の減免などもあります。（➡P.95）

● 寡婦控除

税制上の「寡婦」となるのは、次の方です。

- **寡婦**　夫と死別して所得金額が500万円以下の人

住民税の非課税

窓口 市区町村の住民税担当課

所得など一定の要件を満たす場合、住民税が非課税になる場合があります。障害者や寡婦では、前年の所得が135万円以下であれば、非課税対象となりえます。

住民税非課税の世帯では、医療費、高齢者の入院食事代、国民健康保険料、介護保険料や利用料などが軽減されます。

● 世帯分離

住民税を非課税にすることで、さまざまな負担軽減が期待できます。同居家族が施設入所（病院入院）していても、生計を異にしている場合、住民票に登録されている1つの世帯を複数の世帯に分離する（世帯分離）という選択も考えられます。

memo　高額療養費や高額介護サービス費

高額療養費や高額介護サービス費など、医療・介護の自己負担額が多くなったときに利用できる制度は、所得によって上限額が異なります（⇒P.82、P.57）。

保険料・サービス利用料などの負担軽減

● 国民健康保険の一部負担金の減免

窓口 市区町村の国民健康保険担当

災害や失業などの特別な理由によって所得が減少し、国民健康保険の一部負担金の支払いに困った場合に、減免・猶予する制度があります。適用される範囲は市区町村によって異なります。

● 介護保険の利用料・保険料の減免

窓口 市区町村の介護保険担当

災害や失業、生計維持者の死亡などの場合に、介護保険の利用料や保険料の減免を受けることができます。市区町村によって異なります。

● 介護保険施設等の食事代・居住費の負担軽減

申請先 市区町村の介護保険担当

介護保険施設等の利用時の食事代・居住費が、一定の要件を満たす場合※には、申請すれば段階的に負担が軽減される場合があります。認定されると「負担限度額認定証」が交付され、認定証を提示することで負担軽減されます。

※ 一定の要件の一例①配偶者が住民税課税対象、②預貯金等資産が、単身で1,000 万円、2 人世帯で 2,000 万円以下。

memo

無料定額診療事業

生活に困窮している人の医療については、生活保護を申請することが最終手段です。生活保護は医療扶助のみでも適用される場合があります。

しかし、申請から保護の開始決定まで、ある程度の日数がかかりますので、それまで待てない病状の場合もあります。また、必ずしもすべての人が生活保護を受給できる要件を満たすわけではありません。

生活に困窮している人が、我慢して重篤な症状になり、自宅や路上から緊急搬送された場合、緊急の生活保護か、行旅病人に関する法律が適用され、公費負担医療となることもありますが、このような状況になるのは避けたいものです。

生活に困窮している人が、医療を受けられる方法として、無料定額診療事業を行っている医療機関に相談する方法があります。ホームレスの状態やDVから逃げているなど生活困窮の事情はさまざまですが、特殊事情のある人が、経済的な理由によって必要な医療を受ける機会を制限されることのないよう、無料または低額な料金で診療を行う事業(社会福祉法第2条第3項第9号に基づく)です。

生活福祉資金貸付制度

窓口 市区町村社会福祉協議会

低所得者世帯、高齢者世帯、障害者世帯を対象に、お金を無利子(または低金利)で貸し、生活を経済的に支え、在宅福祉及び社会参加の促進を図ることが目的の貸付制度です。世帯単位に世帯の状況と必要に合わせて資金を貸付けます。世帯の相談支援は地域の民生委員が行います。利用には、一定の条件や審査、手続きが必要です。

資金の種類

申請者の状況に合わせて、4つの種類があります。

①総合支援資金（生活再建のための資金）

例 家賃が払えない等

②福祉資金（一時的に必要な生活費の資金）

例 食費、一時的な健康保険料の未納分の支払い、出産・葬祭経費、治療費、介護サービス、障害者サービス費、施設の入所費等

③教育支援資金（高校、大学、専門学校に通うための資金）

④不動産担保型生活資金※1

※1　担保用の不動産が必要。

貸付の条件

総合支援資金、福祉資金、教育支援資金のいずれかに申込むには、下記の条件をすべて満たさないとなりません。

- 低所得である
- 返済の見込みがある
- 他の制度（生活保護、失業保険、傷病手当金など）を利用できない※2
- 福祉貸付を申し込む都道府県に住民票がある
- 福祉貸付の連帯保証人になっていない

※2　公的制度の利用が福祉貸付より優先。

緊急小口資金等の特例貸付について

生活福祉資金貸付制度では、新型コロナウイルス感染症の影響を踏まえ、貸付の対象世帯を低所得世帯以外に拡大し、休業や失業等により生活資金で困っている人（世帯）に、緊急小口資金等の特例貸付を実施しています。

おもに休業した人のための緊急小口資金は、緊急かつ一時的に生計の維持が困難となった場合に少額（20万円以内）の貸付を行います。またおもに失業した人などのための総合支援資金は、生活再建までの間に必要な生活資金（2人以上：月20万円以内）の貸付を行います。事業に関する相談、受付窓口は、地域の市区町村社会福祉協議会です。事前に電話で問合せましょう。

Column 障害者や高齢者の自然災害への心得

近年、台風や地震などの自然災害があるたびに、障害や慢性疾病、難病等をもつ人、要介護の高齢者など、社会的弱者への対応と支援方法が問われています。一時的に行動に支障がある妊産婦や傷病者、一見して援助が必要かわからない認知症、内部障害、知的障害、精神障害の人など、地域には自然災害時に援護の必要な人が多く潜在します。

彼らの置かれた状況は千差万別で、一括りにはできません。自らの安全を確保しながら、このような人たちにも気配りし、できる範囲の援助を行っていくことが肝要です。日頃から心構えをし、準備することで、いざというときに未然に災害を防いだり（防災）、災害を減らしたり（減災）できます。

［**災害時の心構えや対策（備え）**］

- 自分や大切な家族等の住む地域がどんな地域か（過去の水害、災害など）を把握しておく
- 避難場所を確認しておく（指定避難場所、近くの学校や公園、広い場所など）
- 家族の安否確認の方法（職場、通所施設、入院・入所施設）、集合場所などを普段から確認し合う
- 持病のある人は、服用する薬（お薬手帳なども）を小分けにして、避難時にすぐに持ち出せるようにしておく
- 特段の配慮が必要な家族については、本人の基本情報（氏名、生年月日、住所、疾病（病院連絡先）、障害（支援連絡先・特別な配慮など）をカード等にまとめておく

5-5 生活保護について

病気になって快復せずに、仕事もできなくなくなり、蓄えも底をつき始め、毎月の家賃も滞納し、食費や医療費もままならなくなったら、どうしますか。生活保護は、こういった危機的状況を救うための最後の砦です。

生活保護（公的扶助）

窓口 市区町村（生活保護の担当課）

日本の憲法25条では、「誰もが健康で文化的な最低限度の生活を営む権利」を保障しています。生活に困窮して、あらゆる制度を活用してもどうにもならない場合は、生活保護をためらいなく申請すべきです。

● 収入が不足するその差額を補う

生活保護では、個別の状況に応じて扶助します。国が決定した基準額に対して、実際の本人（世帯）の収入が不足する場合、その差額分を補うしくみです。ですから、所持金が0円にならないと、生活保護を受給できないということはありません。ただし、所持金は、生活保護基準額の50%以下とも言われています。

親や子、兄弟など親族へ扶養の可否が尋ねられますが、自立している別居親族がいたとしても、生活保護の必須要件ではありません。また、働いて得た給与や、年金を受け取っていたとしても、実際の給料や年金額が基準の最低生活費以下であれば、足りない分の差額を受給できます。

持ち家や自家用車の所有（使用）については、生活や心身状等によっては、認められる場合もあります。

生活保護の種類

種類	給付	概要
生活扶助	現金給付	食費・光熱費等日常生活に必要な費用
住宅扶助		アパートの家賃等住居に必要な費用
教育扶助		義務教育に必要な費用
医療扶助	現物給付（サービス）	病気やけがによる入院や通院。生活保護の指定医療機関で治療や処置などを行う。福祉事務所の発行する医療券が必要
介護扶助		要介護者と要支援者が対象。居宅介護、施設介護、介護予防、福祉用具、住宅改修、移送
出産扶助	現金給付	出産費用
生業扶助		就労に必要な技能習得費用
葬祭扶助		葬祭に必要な費用

● 住民票がなくても大丈夫

実際の居所（居るところ）のある市区町村役場で、申請はできます。原則住民票所在地ですが、住民票がなくても可能です（現在地保護）。

相談時は、収入状況がわかる資料等を持参するとよいでしょう。

第6章

介護する人・される人の権利を守る

日本では、人が人らしく生きていくうえでとても大切なこととして、幸福を追求する権利を保障しています（日本国憲法 13 条）。

私たちは、たとえ疾病や障害により、あるいは高齢になり判断能力がおとろえてしまっても、一人ひとりが、かけがえのない存在であることに違いはありません。等しく国民一人ひとりが安心して生活する権利があります。住み慣れた家や地域で安心して暮らすことができるよう、権利を守るための制度を知り、必要や状況に応じて活用していきましょう。

6-1 高齢者を狙った悪質商法や特殊詐欺などへの対応

65歳以上の高齢者に関する消費生活相談の割合は増えてきています。オレオレ詐欺など高齢者を狙った特殊詐欺の件数も依然として高水準です。

消費者保護のための制度「クーリング・オフ」

窓口 最寄りの消費生活センター

業者の巧妙な手段（話法）や勢いに押されて、消費者がその場では正常な判断をできなくなってしまうことがあります。高齢や障害などで、判断能力が低下した人はなおさらです。商品などのしっかりとした知識や情報をもたずに契約（購入）してしまい、あとで冷静になったときに購入を後悔することもあります。

このよう状況になったとき、消費者を保護するために特定商取引法に基づくクーリング・オフ（Cooling-off）という制度があります。文字どおり、消費者に頭を冷やして考え直す期間を与え、消費者が業者との間で締結した契約を、一定の期間内なら理由を問わず無条件に解除（撤回）できる制度です。クーリング・オフは必ず書面で行います。

◉後から後悔しないための心構え
① うまい話には裏がある
② 要らないときは、はっきりと「必要ない」と言う
③ 知らない訪問販売員は家に入れない
④ 契約する場合は、一人で決めず家族等に相談
⑤ お金の支払いはよくよく慎重に

さまざまな悪質商法と対応

● かたり商法（身分詐称）

官公署や有名企業の職員を思わせる制服などを着て嘘の身分証明書を携帯・提示して来訪し、正規の職員と信用させ、リフォームを契約させたり消火器を売りつけたりします。

➡ クーリング・オフは法定書面が届いてから８日間。

● 送り付け商法（ネガティブ・オプション）

本や健康食品などの商品を勝手に送りつけ、受け取ったからには支払い義務があると決めつけ、代金を払わせます。

➡ 代金の支払いや返送の必要もなく、一定期間経過後は処分できます。クーリング・オフは必要ありません。

● 催眠（SF）商法

高齢者などを会場に集め、日用品雑貨等の無料配布や激安販売で雰囲気を盛り上げ、冷静な判断力を失わせたところで、高額な布団や健康食品などを販売。

➡ クーリング・オフは法定書面が届いてから８日間。

● キャッチセールス

「アンケートの協力をお願いします」などと、駅前や街頭で販売目的を隠して勧誘し、営業所等で巧みな言葉や脅迫で化粧品やエステティックサービス等を契約させます。

➡ クーリング・オフは法定書面が届いてから８日間。

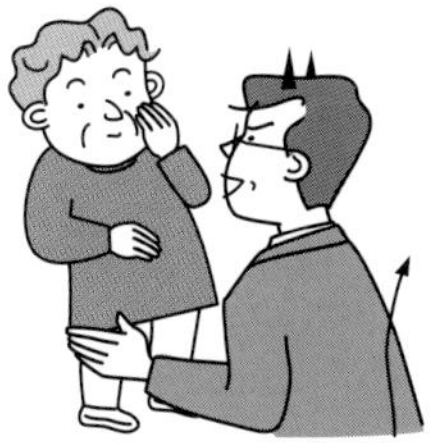

● アポイントメントセールス

販売の目的を隠し「抽選で選ばれたので、とても有利な条件で取引できる」などと、電話や郵便で喫茶店や営業所に呼び出し、契約するまで帰れない状況で契約させます。

➡ クーリング・オフは法定書面が届いてから8日間。

● マルチ商法

自分が健康食品などを契約したら買い手を探し、買い手が増えるごとにマージンが入る商法。強引な勧誘で今までの人間関係が悪化したり、多くの商品や借金を抱えたりするはめに。

➡ クーリング・オフは法定書面が届いてから20日間。

● 家庭訪販

業者が自宅を訪問し、商品・サービスを販売します。強引な勧誘、夜間や長時間に及ぶ勧誘などの問題も。

➡ クーリング・オフは法定書面が届いてから8日間。

● 電話勧誘販売

業者（コールセンターなどの代行業者）が、電話をかけて商品の勧誘を行い契約させます。

➡ クーリング・オフは法定書面が届いてから8日間。

memo **クーリング・オフができない場合の例**

3,000円未満の現金取引／通信販売、インターネットショッピング／健康食品、履物等を使用・一部消費／自分の意思で店舗に行って契約／自分で業者を呼んで契約／自動車／葬儀等。詳しくは消費生活センターで確認してください。

このほか、無料点検と称して訪問し不要な工事契約等をする点検商法、「先祖のたたりがある」などと不安をあおる開運（霊感）商法、高齢者等をターゲットとした講習会を開催して高価な医療器具などを買わせる講習会商法、劇場型勧誘、次々販売など悪質商法の手口はさまざまです。

通信販売の場合は、8日以内に返品

通信販売には、クーリング・オフ制度はありません。返品の可否や条件について特約がある場合は、特約に従います。特約がない場合は、商品を受け取った日を含めて8日以内は返品可能ですが、返品費用は消費者が負担します。

特殊詐欺

特殊犯罪は、電話やハガキ（封書）等で親族や公共機関の職員等をかたって、現金やキャッシュカードをだまし取ったり、ATMから犯人の口座に送金させたりする犯罪です。電話を使って親族等を名乗り、お金をだまし取るオレオレ詐欺が代表的なものですが、それ以外にも次のような手口があります。

● 還付金詐欺

役所など公的機関職員を名乗り、「医療費の過払い金がある」「年金の還付がある」「健康保険料の一部が戻ってくる」など電話等で接触し、「今すぐに携帯電話とキャッシュカードを持ってATMに行ってください」などと巧みに誘導して振込みをさせます。

➡ 公的機関が、電話で還付金について連絡してくることは絶対にありません。無視することが肝要ですが、心配な場合は、自分で調べた役所の番号（業者の言った電話番号は嘘です）に直接確認します。詐欺被害の拡大防止のためにも、不審な電話の件を警察に連絡しましょう。

● 架空料金請求詐欺（ワンクリック詐欺など）

身に覚えのない請求が来る詐欺で、請求には「有料サイト利用料金」「総合情報サイト登録料」「出会い系サイト料金」「携帯電話の有償サイト利用料」「他社から譲渡された債権」「医療費」「保険料」などがあります。請求方法も、ハガキ、封書、メール、電話、ワンクリック請求※など多様です（下記のコラム参照）。

※ Webサイトや電子メールに記載されたURLを一度クリックしただけで、一方的にサービスへの入会などの契約成立を告知し、多額の料金の支払いを求められる。

Column 筆者のところにも来た架空料金請求詐欺

世間ではあの手この手を使った特殊詐欺が横行し、被害に遭う人も後を絶ちません。先日、私のところにも、裁判所（民事訴訟管理センター）から「訴状」と書かれたハガキが郵便受けに届きました。裁判所の住所や連絡先、事件番号まで丁寧に書かれ、サイト利用料金の未納分を支払うよう書かれています。早急に連絡をして手続きしないと裁判所が給料や財産を差押えると書いてあります。大変です。

さて、私には、サイトを利用した覚えもこのような訴えをされる覚えもありません。どうしたものでしょうか。

◉電話をしてはいけない

こんな郵便が届いたら、どういうことか事実関係を相手に電話連絡しようとします。これは、裁判所をかたった架空請求です。あわててハガキにある電話番号に電話してしまったら詐欺グループの思うつぼです。こちらの連絡先を知られてしまい、以降、巧妙な言葉でさらに不安をあおられ、あげくの果てに解決方法を提案され、弁護士（詐欺グループ）へと誘導されます。

◉無視するか、心配なら警察か消費生活センターに相談

このような郵便物が届いても、書面にある連絡先に連絡せずに無視することです。どうしても心配なら、警察や消費生活センターに相談することが肝要です。

書面にある裁判所の連絡先は、インターネット等で調べて確認すれば電話番号も全くの嘘であることが判明します。もし本当に訴えられた場合などは、裁判所からの重要な通知は「特別送達」という特別な郵便により配達され、郵便受けに直接投げ込まれることはありません。特別送達は、必ず郵便局員が本人を確認して直接手渡しする郵便です。

◉裁判所からの特別送達の場合は、放置せずすぐ相談

しかし、本当に裁判所から特別送達で通知が届いた場合、注意が必要です。身に覚えのない請求であっても、放置してはいけません。裁判所に督促異議の申立てや答弁書等を提出する必要があります。

たとえそれが架空請求であっても、架空請求業者が支払督促や少額訴訟の呼出状等を出す段階では、裁判所は、不正なものとは判断できません。特別送達で届いた通知をそのまま放置すると、欠席裁判となり、基本的に架空請求業者の請求がそのまま認められしまう場合があります。すぐに消費生活センターや法テラス（弁護士）等の専門機関に相談すべきです。

消費者被害や詐欺などのおもな相談先

● 消費生活センター・国民生活センター

窓口 消費者ホットライン（局番なしの188）

市区町村・都道府県にある消費生活センターや国民生活センターでは、消費者問題に関する相談を受け付けています。問題解決のための情報提供やアドバイスを行います。

● 法テラス

窓口 法テラス・サポートダイヤル
0570-078374（おなやみなし）

法テラスでは、問い合わせの内容に応じ、解決に役立つ法制度や、地方公共団体、弁護士会、司法書士会、消費者団体などの相談窓口を無料で案内しています。

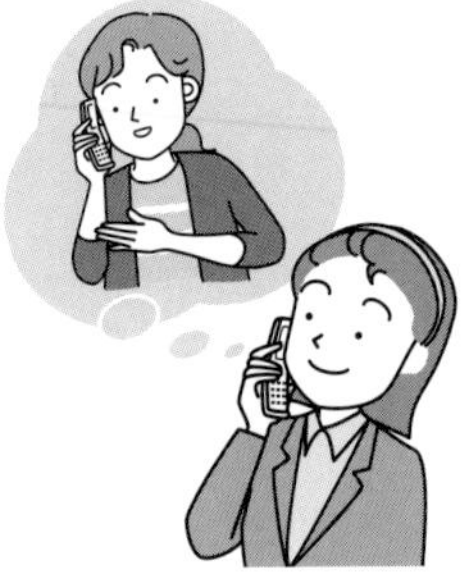

また、収入や資産が一定以下の方を対象に弁護士や司法書士との無料法律相談を行っています（➡P.153）。

● 都道府県の警察署

窓口 都道府県警察署のサイバー犯罪窓口

警察署では、ワンクリック詐欺などのサイバー犯罪専用の相談窓口を設けています。何度も請求が来るなどの場合は警察に相談しましょう。電話番号は都道府県（東京都：警視庁）ごとに違います。

memo

振り込め詐欺救済法

還付金詐欺、オレオレ詐欺、架空料金請求詐欺などの被害を受けた人が、振り込んでしまったお金を取り戻すために用意された法律です。金融機関が、お金を振り込んだ口座を凍結し、詐欺グループがお金を引き出せなくしたあとで、残ったお金を被害者に配分できるようにします。警察と振込先金融機関への連絡が必要です。

memo

法テラス（日本司法支援センター）

借金、離婚、相続など、生活の中で法的トラブルを抱えてしまったとき、誰に相談すればいいのか、どんな解決方法があるのかなど、わからないことが多いはずです。身近に弁護士の知人がいればよいけれど、なかなかそうも行きません。

法テラス（https://www.houterasu.or.jp）は、地域の格差や経済的な事情に関わらず、誰もが法的トラブルの解決に必要な情報やサービスの提供を受けられるようにするために、総合法律支援法に基づき設立された公的機関です。いざ問題が生じたときに、問題の解決に向けて支援する役割を担っています。

経済的に余裕のない人に対する無料法律相談や弁護士・司法書士費用などの立替え、高齢者・障害者のための出張法律相談、犯罪の被害に遭った人への支援など、公益性の高いサービスを行っています。

6-2 物事の判断や金銭管理が難しくなってきたら

個人差はあるものの、加齢により次第に物忘れが多くなり、判断能力が落ちてきます。日常生活に支障が出始めたら、安心安全な生活を続けるために、諸制度を活用したほうが無難です。

日常生活自立支援事業

窓口 各市区町村の社会福祉協議会等

● 一人では物事の判断が難しい人が対象

利用できる人は、物忘れや認知症などで判断能力が低下している高齢者や知的障害や精神障害をもっている人などです。認知症の診断や障害者手帳がなくても構いません。日常生活を安心して送るためには、必要な福祉などのサービスを利用する際に情報を収集して、理解・判断し、意思表示する必要があります。日常生活自立支援事業は、本人だけではそれらを適切に行うことが難しい人が対象です。

● 福祉サービスの利用援助や日常的な金銭管理など

①福祉サービスの利用援助、②日常的な金銭管理サービス、③書類等の預かりサービスを行います。

基本的には、社会福祉協議会の担当者が定期的に訪問をして援助に当たります。内容については、本人と直接話し合って（契約によって）決めていきます。利用料も定められています。ですから、本人が自らの意思で契約（判断）できないくらい著しく判断能力が低下している場合は、この制度は利用できません。その場合は、成年後見制度を利用します（➡P.156）。

日常生活自立支援事業の援助内容

サービス	具体的な援助内容
①福祉サービスの利用援助	・福祉サービスの利用開始または中止のための手続き ・入所、入院している施設や病院のサービスや利用に関する相談 ・福祉サービスの利用料を支払う手続き　など
②日常的な金銭管理サービス	・年金などの受領に必要な手続き ・福祉サービスの利用料金の支払い代行 ・病院への医療費の支払い手続き ・税金や社会保険料、公共料金等の支払い ・預金の出し入れ、預金の解約手続き
③書類等の預かりサービス	・年金証書、預貯金通帳、保険証書、不動産権利証書、契約書など ・実印、銀行印

日常生活自立支援事業の対象者

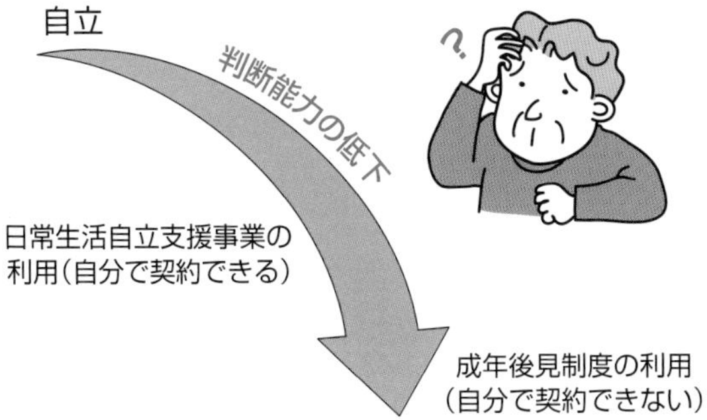

6-3 判断能力が不十分になったら——成年後見制度

成年後見制度は、病気や障害などで判断する能力が不十分なために、大切な財産を侵害されたり、人としての尊厳を損なわれたりしないよう支援する制度です。大きく分けて「任意後見」と「法定後見」があります。

任意後見制度（判断能力があるうちに契約）

任意後見は、判断能力が不十分になった状態に備えて、本人にまだ十分な判断能力があるうちに、あらかじめ選んだ代理人と、公正証書（公証人）で、介護や医療など生活の財産管理に関する代理権の契約をします。将来、判断能力が不十分になったときには、家庭裁判所が選んだ「任意後見監督人」の監督のもと、代理人による適切な支援を受けることができます。

法定後見制度（後見、保佐、補助）

任意後見は、料理に例えると欲しいものを自由に選べるアラカルトです。一方、法定後見は、予め決まった定食といえます。

後見制度には、３つの種類（類型）があります。厳格な数的な基準はありませんが、一般的に本人の判断能力の程度が低い順に後見、保佐、補助となっています。現在、後見制度全体の８割以上が後見です。

後見人には、日常生活に関する金銭管理以外の全般的な財産管理や法律行為について代理権があります。保佐人や補助人の場合は、事前に家庭裁判所で本人と確認（審判）

した法律行為のみとなります。本人を支援する後見人、保佐人、補助人（以降まとめて「後見人等」とします）によって、それぞれ役割（できること）が違いますから、開始の申立手続きをする前に確認が必要です。

成年後見の種類（類型）

		後見	保佐	補助
開始要件	対象となる人	判断する能力を欠く常況にある人（常に判断する能力を欠く人）	判断する能力が著しく不十分な人	判断する能力が不十分な人
開始手続き	申立できる人	本人、配偶者、四親等内親族、検察官、市区村長など		
同意権・取消権	付与される範囲	法律行為 ※ただし日常生活に関する行為を除く	民法13条1項の所定行為 ※借金、訴訟行為、相続の承認や放棄、新築や増改築などの事項 ※ただし、日常生活に関する行為を除く	申立の範囲内で家裁が審判で定める特定の法律行為 ※ただし、日常生活に関する行為を除く
代理権	付与される範囲	財産に関するすべての法律行為	申立の範囲内で家庭裁判所が審判で定める特定の法律行為	

● 判断が不十分な人が対象

成年後見制度は、認知症や知的障害、統合失調症、高次脳機能障害などの病気や障害があり、そのために大切な判断が不十分になった人が対象です。

◉**成年後見制度の対象となる人**

① **認知症等**

加齢による脳の老化などの場合

② **知的障害等**

生まれながらに脳に何らかの障害がある、あるいは子供の頃の疾病等で脳に何らかの障害を受けた場合

③ **高次脳機能障害等**

脳梗塞・交通事故・手術等で脳に損害を受けた場合

④ **統合失調症等**

社会的ストレス等から精神が不安定になった場合

● 利用には、診断書が必要

成年後見制度は判断能力の程度により、三種類（類型）に分かれています。制度の利用手続きには、診断書（成年後見用）の作成が必要です。判断能力の低下の程度は、診断書によりますが、厳密な基準があるわけではありません。

判断能力低下の原因である病気や障害などにより、日常的に財産管理や生活の大切な決め事（契約）に大きな支障がある場合、後見制度の利用対象となり得ます。

6-4 成年後見制度を利用する

成年後見制度を利用するには、家庭裁判所に申立の手続きをしなくてはなりません。手続きには手間と費用がかかります。さらに後見人等への報酬が必要です。

専門職に相談しよう

現在、後見人等は、専門職では、弁護士や司法書士、社会福祉士が選任されることが多数です。選任された後見人等の全体の７割を占めるまでになっています。弁護士、司法書士、社会福祉士などの専門職団体は、それぞれ成年後見制度の相談窓口を設けています。

これら専門職の窓口に行くのは「ハードルが高い」と言う人は、まず、最寄りの社会福祉協議会や地域包括支援センターへ行ってみましょう。制度の詳細な説明や、専門職の相談窓口を選ぶアドバイスをしてもらえます。

申立できるのは四親等以内の親族など

申立ができる人は本人や本人の配偶者、兄弟姉妹のほかに四親等以内の親族に限られます。四親等親族と言うとかなり広い範囲で、親戚の冠婚葬祭の際にたまに会う親戚や自己紹介がないとわからないような親戚のイメージです。つまり、日頃から本人とどのような親しい関係であっても、全くの他人では申立ができないことになっています。

●申立てできる人がいない場合は

制度の利用が必要であるにもかかわらず、申立する親族がいなかったり、いたとしても本人の財産を横領したり、虐待や関わりを拒否している場合などで、誰も申立できる人がいない場合はどうでしょうか。

その場合は、支援機関を介して行政（市区町村長）が直接的に申立できます（首長申立）。実際に、身寄りのない独居高齢者が、認知症が悪化して、さまざまな問題を抱え、特に財産の管理や法律行為を本人に代わって誰かがしなくてはならない場合、成年後見制度は問題の解決に有効です。

申立には書類が多数必要

最寄りの家庭裁判所には、成年後見申立の手引きと用紙が用意されています。誰でも受け取ることができます。後見の種類によって申立手続きは異なりますが、心身や生活状態や財産等など、本人についてかなり詳細な内容を記入しなければなりませんし、所定の診断書や住民票、戸籍謄本など事前に用意する書類も多数あります。

ある程度、行政の手続きに手馴れている人なら、親族でも申立手続きができるでしょう。また、費用はかかります

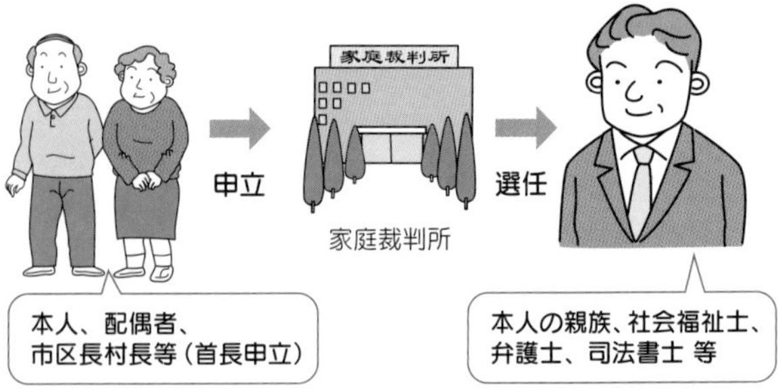

※ 必ずしも申請時に希望した人（候補者）が後見人等に決まるとは限りません。

が煩雑な手続きを弁護士に依頼をすることも可能です。

家庭裁判所に申立書など一式を提出してから、実際の決定（審判）までは、相応の日数がかかるとみておきましょう。急ぎの事情がある場合は、家庭裁判所に事前に相談しましょう。

申立手続きにかかる費用

後見の類型によって多少変わりますが、家庭裁判所に申立手数料等として事前に納める郵便切手や収入印紙など、おおよそ6～8千円程度です。基本的に、これらは申立した人が支払うことになっています。

このほか、成年後見用の診断書作成料（病院により異なりますが1～3万円位）がかかります。鑑定書が必要な場合もあります。申立手続き等を弁護士などに依頼した場合は、別途弁護士への報酬もかかります。首長申立の場合は、市区町村によっては助成制度があるところもあります。

後見人等への費用（報酬）

本人の資産状況や1年間の業務内容によって家庭裁判所が毎年1回、後見人の報酬額を決定します。月額換算すると基本2万円～（目安）となります。このほか、本人のために後見人が活動した事務実費（交通費・切手代等）が別途かかります。生活保護を受けているなどで本人に財産がない場合、後見人報酬の助成制度を設けている市区町村もあります。

6-5 後見人等のできることとできないこと

成年後見人のおもな役割は、本人の財産管理と身上保護（身上監護）です。また、その際に成年被後見人の意思を尊重し、心身の状態や生活の状況に配慮しなければなりません。

後見人等の行うこと

成年後見制度は、多額の資産がある人のための制度と思われがちですが、制度利用の理由は、財産に関することだけではなく、多方面にわたっています。制度についての最高裁判所の毎年のデータから多いものをあげてみると、以下のようになっています。

① 預貯金等の管理・解約
② 介護保険契約（施設入所等のため）
③ 身上保護（身上監護）
④ 不動産処分
⑤ 相続手続
⑥ 保険金受取

後見人等のおもな役割（仕事）は、身上保護と財産管理です。身上保護とは、本人のより良い生活のために配慮して、介護・医療・リハビリなどの契約、手続き、費用の支払いなどを行うことです。また財産管理とは、財産の保持や利用、処分など、本人の財産に関することです。

後見人等はどんなことをしてくれるの？

財産管理

- 財産の保持、利用、処分など、本人の財産に関すること。

身上保護（身上監護）

- 介護・医療・リハビリなど本人のより良い生活のために配慮して、それらの契約、手続き、費用の支払いなどを行う。

訪問販売や
悪徳商法などの被害

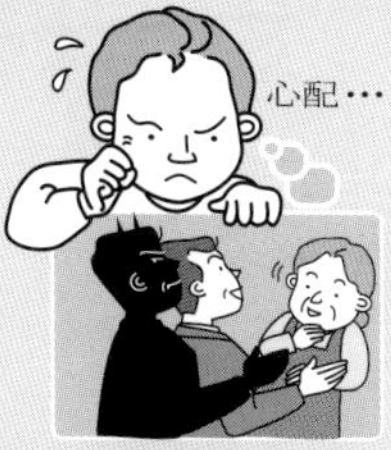

お金や大切な書類管理、
契約がむずかしい

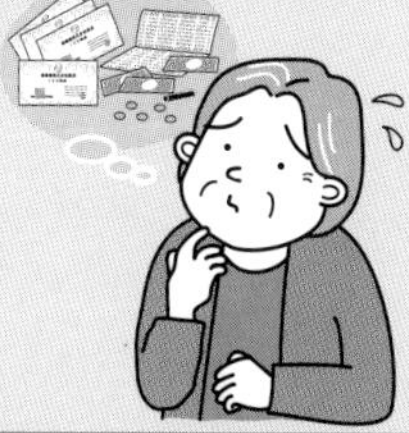

高齢や病気、障害など、
親や子の先行きが不安

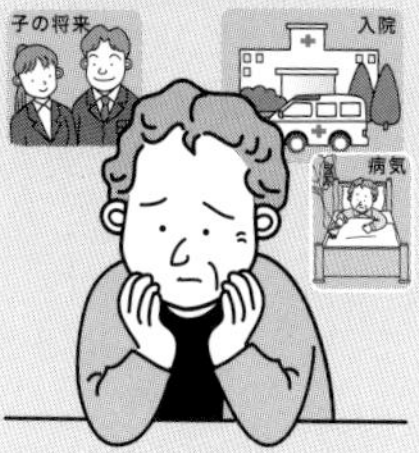

親族等に年金を
搾取されているのでは…

● 後見人等はあくまでも本人第一

後見人等は、本人の最善の利益のために、何が必要なのかを考えて、本人に代わって適切に支払いや契約などを行います。

財産管理や相続など場合によっては、親族と対立してしまう場合もありますが、後見人等はあくまでも、本人第一の視点で実務を行います。後見人等の役割は、「本人の生活、療養看護及び財産の管理に関する事務を行う上で、本人の意思を尊重し、その心身の状態及び生活の状況に配慮しなければならない」と、しっかりと法律（民法858条）に明記されています。

後見人等に親族がなる場合もありますが、なすべき仕事（役割）は、弁護士や司法書士、社会福祉士などの専門職の後見人等と全く変わりません。もし、相続等で親族等の後見人が、本人と利益が反するような状況になった場合は、家庭裁判所で特別代理人を立てて一時的に後見人等の役割から離れることになります。

● 同居親族が後見人等でも財産管理は別会計

後見人等が同居家族であっても、本人の財産管理（収入・支出）は別会計となります。特別の事情がない限り基本的には、本人のお金を家族の支出に充てることができないので注意が必要です。

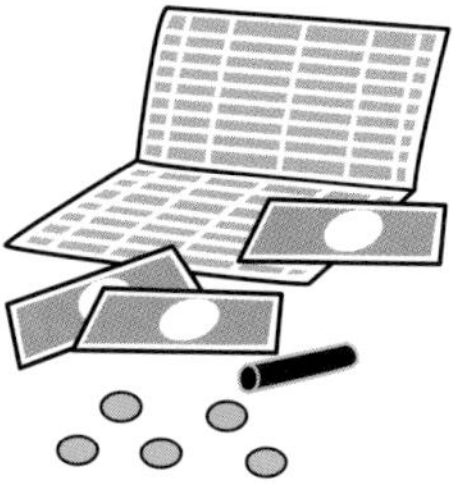

後見人等が行えないこと

後見人等は、法律に基づいて本人に代わってさまざまなことを行うことができます。ですが、後見人等が行えないこともあります。次のようなものです。

①医療行為等について同意すること

本人に代わって手術や輸血などの医療行為に関して同意することはできません。

②日常用品の購入について取り消すこと

本人が契約（購入）してしまった高額商品の取消はできますが、本人が購入したお菓子や衣類などの日常品の購入は基本的に取り消すことができません。

③事実行為に関すること

介助や調理、病院へ後見人等の車で送迎するなどの事実行為は、基本的にできません。後見人等の役割は、介護や調理などをするヘルパーを手配（契約）し、本人の資産から利用料を支払うことです。

④一身専属権に関すること

一身専属権とは相続、譲渡などのできない、その人だけに認められている権利で、相続などで他人に譲渡されない権利です。たとえば本人の遺言、離婚、養子縁組などには関わることができません。

⑤本人の居住用不動産の処分

介護施設などに入所するために、住んでいるマンション等を売却する場合もあります。住宅は生活の基盤ですので、本人が住んでいて所有する家を処分する場合、家庭裁判所の許可が必要となります。

⑥身元保証人（身元引受人）や連帯保証人になること

親族として、身元保証人や連帯保証人などになる場合もあるかもしれませんが、後見人等の立場では、身元保証人（身元引受人）や連帯保証人にはなれません。後見人等の役割は、本人に代わって財産管理や法律行為などを行うことですから、本来の業務から逸脱する行為は、職責上できません。

また、後見人等は、法で定められた代理人です。後見人等が身元保証人になると「自分自身が身元を保証する」ことになり、矛盾が生じます。仮に後見人等が連帯保証人として債務を弁済することになれば、立て替えたお金を本人に対して請求する立場になってしまいます。本人の財産を守るべき存在の後見人等には、本人へお金の請求をするといった利益が相反する関係は許されません。また、後見人等が個人的に経済的負担を負わなければならない責務もありません。

⑦原則、死後事務に関すること

後見人等の責務は、本人が亡くなるまで続きます。とても長い期間を本人と関わることになります。本人が死亡した場合に役割は終了し、以後の相続手続きなどは、本人の親族（相続人等）が行います。

ただし、引き継ぐべき親族（相続人等）が、いない場合や拒否する場合、家庭裁判所への申立により、限定的な死後事務を後見人等が執り行う場合もあります。

後見人等の仕事は誰が監督するのか

後見人等を監督するのは家庭裁判所です。

ですから、後見人等は、常に家庭裁判所の監督を受けることになります。後見人等の事務や収支等を定期的に報告することになっています。

事務状況により、後見人等に監督人がつく場合もあります。使途不明な支出など不正な会計（横領など）があれば、場合によっては、法的に罰せられることにもなり、後見人等は解任されます。解任されると、その人は生涯にわたり誰の後見人等になることもできません。

後見人等の辞任

たとえば、後見人等が遠方に引っ越したり、重い病気になって継続的な支援ができなくなった場合、後見人等は家庭裁判所に申立をして、辞任することができます。任期はありませんので、後見人と本人とは、長いお付き合いとなります。

残念ながらまれに、専門職の後見人等の事件を耳にします。弁護士や司法書士、社会福祉士の職能団体に所属している後見人等には、各団体独自の厳格なチェック機能があり、このようなことを防止しています。後見人等の業務内容に何らかの不審な点がある場合、家庭裁判所や、後見人等が専門職の場合は所属団体に相談することが可能です。

後見人等が管理する高額な財産管理については「後見制度支援信託」というしくみもあります（➡P.168）。

Column 後見制度支援信託

最近、親族だけでなく、専門職の後見人等の多額の財産の横領や不正な支出の事件を耳にします。成年後見制度をより安心して利用できるために、国（家庭裁判所）が高額な財産を管理する「後見制度支援信託」というしくみがあります。

後見人等は家庭裁判所に選任され、登記が完了すると、本人の資産（収支状況）を権限で調べて、財産目録（初回の事務報告）として、家庭裁判所に報告する義務があります。たとえば、年金や不動産などの決まった収入と、税金や老人ホームの利用料などの決まった支出を把握します。後見人等は、毎月の収支がプラスなのかマイナスなのかを把握し、マイナスであれば財産をとれだけ預貯金から切り崩すかの見通しも立てます。本人のための適切な支出バランスを考えて、限りある本人の財産を計画的に管理します。

定期的な支出がある程度決まっていて、当面、切り崩す必要のない高額な預貯金や定期預金などがある場合、後見人等が直接管理をするのではなく、普段の決まった支払ができる金額だけ残しておいて、家庭裁判所等に所定の手続きをしたうえで信託銀行に信託契約して預ける方法が後見制度支援信託です。

つまりは、普段使わないような高額なまとまった預貯金は後見人等も裁判所の許可なしには勝手に引き出せないということです。後見人ではなく、信託銀行と裁判所に大金を預かってもらうというしくみです。

6-6 高齢者虐待について

高齢者虐待の難しいところは、介護者（家族等）が、介護負担により心身共に疲労し、追いつめられていることが少なくないことです。

高齢者虐待の種類と具体例

「高齢者虐待防止・養護者支援法」では、高齢者（65歳以上の人）の虐待とは、家族など養護者による虐待または養介護施設従事者などによる虐待と定義しています。虐待の種類と具体的な例を示しましょう。

虐待の種類と具体的な行動の例

虐待の種類	具体例
①身体的虐待	たたく、つねる、殴る、蹴る、やけどさせる、しばりつける、意図的に薬を過剰に与えるなど
②経済的虐待	・必要な金銭を渡さない ・本人の年金、預貯金等を本人の意思・利益に反して使用するなど
③心的虐待	・排泄などの失敗で恥をかかせる ・子ども扱いをする、怒鳴る、ののしる、悪口を言う
④性的虐待	懲罰的に下半身を裸にして放置する
⑤介護放棄（ネグレクト）	・髪が伸び放題、皮膚の汚れ ・空腹状態、脱水状態、栄養失調の状態 ・劣悪な環境の中に放置するなど

● 介護のストレスから来る虐待が多い

虐待の発生要因として、全体の中で割合が多いのは、①介護疲れや介護ストレス、②虐待者の障害や疾病、③経済的問題（困窮）が挙げられています。

高齢者の虐待を防ぐためには、介護者の介護負担を軽減することは言うまでもありませんが、担当ケアマネジャーや地域包括支援センターに関わってもらうなど、虐待の悪循環を止めることが大切です。

虐待に気づいたら通報を

窓口 市区町村の高齢福祉担当課や
地域包括支援センター

虐待に気づいたり、普段から様子が気になる高齢者がいたら、迷いなく連絡しましょう。生命や身体に重大な危険があった場合、通報によって危機が回避されることが多々あります。高齢者虐待の発見者には通報義務があります。高齢者虐待の通報は、法律で義務付けられています（高齢者虐待防止・養護者支援法第７条）。通報者のプライバシーは守られます。

虐待を受けたと思われる高齢者を発見したら、高齢者の生命または身体に重大な危険が生じている場合は、速やかに市区町村に通報しなければなりません。また、そこまでには至らなくても、市区町村に通報するよう努力しなければなりません。

高齢者の生命や身体に重大な危険がある場合、市区町村は立入調査などを行い（必要な場合は警察に援助を要請）、必要に応じて高齢者を保護（ショートステイ等）します。また、地域包括支援センターなどでの相談や居宅サービスの提供などにより介護者を支える取り組みも行います。

ひどい仕打ちをしていないかチェック

高齢者虐待では、高齢者の介護や世話をしている人の半分以上に虐待の自覚がないとも言われています。普段の介護や接し方が、知らないうちに不適切な対応になっていないか、ときどきチェックしてみましょう。

高齢者に対する不適切な対応の例

- 幼稚な言葉づかいで話したり、ののしったり、小ばかにすることがある。
- 言うことを聞かないので、無視することがある。
- 話が通じないので、うそをついたり、ごまかすことがある。
- 介護が大変なので、放ったままにしている。
- 良いことと悪いことをわかってもらうため、叩くなど“しつけ“をしている。
- 認知症により行方不明にならないよう、部屋に鍵をかけて閉じ込めている。
- 認知症の高齢者がいるのは体裁が悪いので、人に会わせないようにしている。
- 年金手帳、預金通帳などを管理し、本人に無断で使っている。
- 生活困窮などを理由に、必要でも通院させていない。
- 生活困窮などを理由に、必要な介護サービスを受けさせていない。
- 人前でおむつを替えたり、下半身を裸にしたまま放っている。

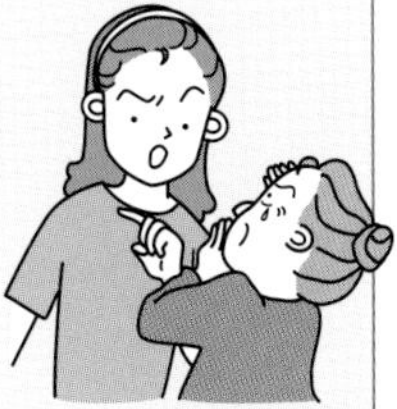

出典：神奈川県高齢福祉課
令和2年3月発行「高齢者虐待防止啓発リーフレット
すべての人が尊厳を持って暮らせる社会を作るために」

6-7 介護のストレスや不安がたまったら

介護をしていて、誰かにつらく当たってしまうようであれば、何らかの支援を受けるきっかけであると考えるべきです。

一人で抱え込まない

家族と同居しているのか、または、近くにいるのか、遠方なのか、それぞれ家族の状況は違いますが、共通して言えることは、一人で抱えこまないことです。

一人でできることには限界があります。自分自身の生活（仕事）に無理をして介護を続けることはできませんし、介護や支援を受ける親などにもつらい思いをさせてしまう結果になります。

地域包括支援センターへ

介護が初めての方も、介護に行き詰った方も、身近にある「地域包括支援センター」に相談してみてください。どこの地域にも必ずあります。どこにあるのかわからなければ、お住いの市区町村に問い合わせてみてください。

地域包括支援センターには、主任ケアマネジャーや保健師、社会福祉士などの介護・福祉や医療保健のプロがいます。

● 関係機関につないでくれる

今、困っていることを何でも話してみてください。家族のこと、親の介護のこと、生活環境のこと、お金のこと、これからのこと。

関係ないかもしれないと思っても、まずは話してみることが大切です。必要なこと（ニーズ）をくみ取って、介護（方法など）や制度、支援（助成など）を整理して、今必要なことをわかりやすく説明・提案してもらえるはずです。

地域包括支援センターでは、必要に応じ、諸制度の手続きを支援したり、関係のある専門機関につないでくれます。

サービスを積極的に使おう

家族による長年の介護では、身体的な負担だけではなく精神的な負担もあります。また、介護をする立場も環境もさまざまです。実の父母（祖父母）の場合も、配偶者の父母の場合もあります。家族の協力もなく、一人で介護を担っている場合もあります。介護者は介護される本人からの不用意な言葉に失望し傷ついたり、責任感や使命感などから精神的負担が重くなったりして、知らず知らずのうちに心身の健康を害することがあります。

一人で介護の負担を抱え込むのはよくありません。地域包括支援センターなどの公的な機関（介護等の専門職）に話を聞いてもらうのもよいでしょう。良い介護とは、介護者も健やかな生活を続けられる介護です。本人との良好な関係（介護）を続けるには、介護者自身の休養とリフレッシュ（レスパイト）のためにデイサービスやショートステイなどのサービスを積極的に利用することをおすすめします。

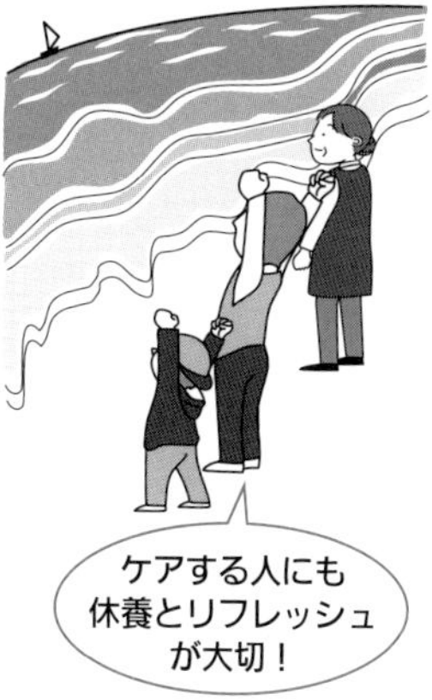

6-8 介護休暇と介護休業

仕事をもつ人が、介護と仕事を両立できるよう、育児・介護休業法で介護休暇、介護休業、労働時間の短縮などが定められています。また、休業した場合の給付金もあります。

介護休暇

介護休暇制度は、育児・介護休業法によって定められています。病気やけが、介護が必要になった両親や身内などの介護や世話をする労働者に対して、与えられる休暇です。通常の有給休暇と同様の方法で取得できます。

介護休暇の特徴

- 1日単位または半日単位での休暇取得が可能（2021年1月1日から時間単位での取得も可能に）
- 食事の介助・排泄介助（直接介護）や、買い物や書類手続きなどにも利用できる
- 1年間で、最大5日間※
- 有給休暇とは別の休暇（無給のところが多い）

※ 介護対象が2人以上の場合は10日間取得可能。

介護休暇の対象家族の範囲

- 配偶者、父母および子供（祖父母や兄弟姉妹および孫もこれらの者に準ずる）、配偶者の父母
- 事実上婚姻関係と同様の事情にある者を含む

● 介護休暇の対象となる労働者

○対象家族を介護する男女の労働者
○雇用期間が6か月以上の全従業員（正社員をはじめ、パート、アルバイト、派遣・契約社員も対象）
×日雇い労働者
×雇用期間が6か月未満の労働者
×1週間の所定労働日数が2日以下の労働者
×半日単位での介護休暇取得が困難な業務に従事している労働者

介護休業

介護休暇と同様に、育児・介護休業法により定められた労働者の権利です。負傷や疾病、身体もしくは精神上の障害などの理由から、2週間以上の期間に常時介護が必要な対象家族を介護するための休業を言います。事前に事業主へ届け出る必要があります。

● 介護休業の特徴

・対象家族1人に付き通算93日まで
・3回まで分割して取得できる
・給与は原則として無給※
・休業中も社会保険料や厚生年金、住民税は支払う必要がある

※一定の条件を満たすと、休業後に介護休業給付金制度を利用できる（➡P.177）。

● 介護休業の対象家族の範囲
介護休暇の対象家族と同じです。

介護休業の対象となる労働者

○要介護状態にある対象家族を介護する男女の労働者
○同一の事業主に引き続き１年以上雇用されている者
○介護休業取得予定日から起算して93日後から6か月後までの間に契約（更新の場合は更新後の契約）の期間が満了することが明らかでない者
×日雇いの労働者
×雇用期間が１年未満、93日以内に雇用関係が終了する労働者
×１週間の所定労働日数が２日以下の労働者
×労使協定で定められた一定の労働者
×（労働者ではない）個人事業主、主婦

介護休暇と介護休業の違い

介護休暇	介護休業
要介護状態にある対象家族の介護や世話をする労働者に与えられる休暇	２週間以上要介護状態で、常時介護が必要な対象家族を介護するための休業
・１年間で最大５日間	・対象家族１人に付き通算93日まで取得できる
・介護対象が２人以上の場合は10日まで取得できる	・３回まで分割して取得することができる

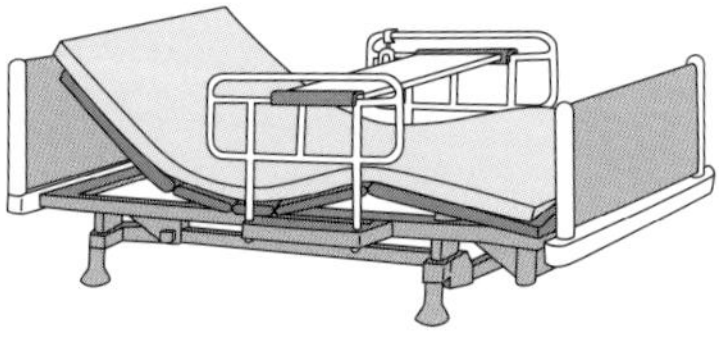

介護休業給付金

窓口 勤務先担当課、最寄りのハローワーク

介護休業期間中は、基本的に給料が支払われません※。そうすると、介護者が経済的に困窮する可能性があります。

※ 介護休暇の場合は、企業によって賃金の支払い有無が異なります。

そこで、雇用保険には、被保険者が介護休業期間終了後に一定条件を満たすことで、金銭が支給される介護休業給付金という制度があります。休業開始時の2/3程度の金額が支給されます。

memo 会社の制度も確認しておこう

育児・介護休業法には、請求による残業免除や所定労働時間の短縮措置等、深夜業の制限などが定められています。会社によっては法律以上に両立支援制度を充実させているところもありますので、担当部署に確認してみましょう。

Column 高齢者とペット

長年、生活を共にしてきた犬猫などの動物（ペット）は、家族同様、それぞれの人生の価値や生きがいを見出すための大切な存在です。

一人暮らしの高齢者や老夫婦世帯が犬猫を飼うということは、自分自身が犬猫の世話をすることで、毎日の生活リズムが整い、ふれあうことで癒され、コミュニケーションが培われ、愛情を感じることによって意欲が高まり、生活の質の向上につながります。

盲導犬や介護犬という役割だけではなく、近年、高齢者施設でも、時折、アニマルセラピーとして、訓練したセラピー犬が活躍している場面を見かけます。高齢者や障害者の施設でも、その効果が認められて、アニマルセラピーを積極的に導入しているところもあります。

しかし、自宅でペットを飼うことは責任を伴います。ひとつの命を預かる責任があります。高齢者の場合は、犬猫の平均寿命（13～16年位か）と照らし合わせて、これからの自分の体や生活のことも考え、ペットとの生活の課題を知ったうえでよくよく慎重に考えないといけません。

高齢者とペットの生活で起こりうる課題とは、どのようなことでしょうか。

◉ペットの世話ができなくなる

高齢者が自宅で生活していると、次第に体力の低下が進み、介護を受けるようになることがあります。今までできていた犬の散歩（フン掃除）やエサやり（用意）、動物病院の受診（ワクチン）などが困難になっていきます※。

※介護保険（ヘルパー）ではペットの世話はできません。

◉長期入院や施設入所の際のペットの行き場所

病院の検査入院や施設のショートスティなど少しの間で

あれば、近くの家族や知人などに預かってもらえればよいのですが、ペットホテルなど利用が重なれば費用もかさみます。ペットがいるので入院やショートステイを利用できないということになりかねません。

一人暮らしの高齢者や老夫婦世帯が、介護が必要になりペットの世話ができなくなってしまうケースや、長期入院や施設入所などで自宅を空けたり、退去（処分）したりなど、生活環境が大きく変わることは、ペットの行き場所にとって深刻な問題となります。

家族や知人など新しい飼い主が見つかればいいのですが、年老いた犬猫の場合だと、引き取り手がなく、殺処分されてしまう可能性も高まります。保健所や動物愛護センター、動物保護団体に保護されるケースや、高齢者の孤独死によってペットが取り残され、野犬や野良猫になり地域の問題になるケースも実際にあります。

ほとんどの高齢者施設では、ペットの持ち込み（飼うこと）は禁止されています。集団生活で、他の入居者に吠える、かむなどの行為や犬猫にアレルギーのある方がいるなど、毎日の世話や、安全面、衛生面の世話をスタッフが対応できないというのが理由です。

なお、アニマルセラピーで犬猫との触れ合いを楽しんだり、希望者を募って施設スタッフと猫カフェに同行する施設もあります。

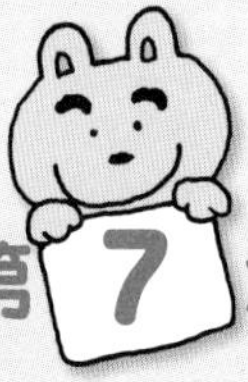

第7章 看取りと亡くなったあとのこと

「どのように生きるか」と同じように、「どのように最期を迎えるか」は、人生の重要なテーマです。今は、現実的でないにしてもある年齢に達したとき、大きな病に遭遇したとき、具体的に熟考する好機かもしれません。しかし、必ずしも、そのときが自分の思い描いたものになるとは限りません。可能な限り事前に、自分はどのように最期を迎えたいのか、また、残された家族のためにも自分が亡きあとをどうしたいのか、考えておくことも必要です。

7-1 最期まで本人の意思を尊重するために

現代医療では、たとえ回復の見込みがなくても、望めばどのような形であれ、生かし続けることができます。そんな状況になったとき、その人はどうして欲しいのでしょうか。

自分の意思を書面で示しておく

病院の医師は、一般的には患者を生かし続けることが使命です。そのままでは亡くなってしまう命も人工呼吸器や胃ろうなどの医学的処置を用い延命措置を行います。

あらゆる手段を使って一日でも長く生きたいと考える人もいれば、回復の見込みがない場合は、つらい治療を続けるのではなく安らかに最期のときを迎えたいと思う人もいます。しかし、意思表示ができない状況になってしまえば、本人の意思が尊重されない場合もあります。

自分が判断できなくなった場合に、どのような治療を受けたいかなど、自分の意思を書面で示すものとしては、リビング・ウィルや事前指示書があります。しかし、リビング・ウィルや事前指示書は、病気の有無に関係なく、いつかは判断能力が低下するであろうことを仮定し、自分自身の終末期に対して、要望を書類に残しておくものですから、特定の医療機関や介護施設とのやりとりを想定しているものではありません。また、作成時点と状況が変わってくる場合もあります。

アドバンス・ケア・プランニング（ACP）

アドバンス・ケア・プランニング（ACP：Advance Care

Planning）は、本人（患者）と家族が、医療従事者や介護提供者などと一緒に、本人の意思決定能力が低下する場合に備えて、現在の病気だけでなく、事前に終末期を含めた今後の医療や介護について話し合うことです。さらに意思決定ができなくなったときに備えて、本人に代わって意思決定をする人も決めておく過程です。

アドバンス・ケア・プランニングは最終的な決定ではなく、入院や入所の際などに定期的に見直し、文書として残します。アドバンス・ケア・プランニングで作成された書類は、当然、医療機関や介護施設にとっての事前指示書にもなります。

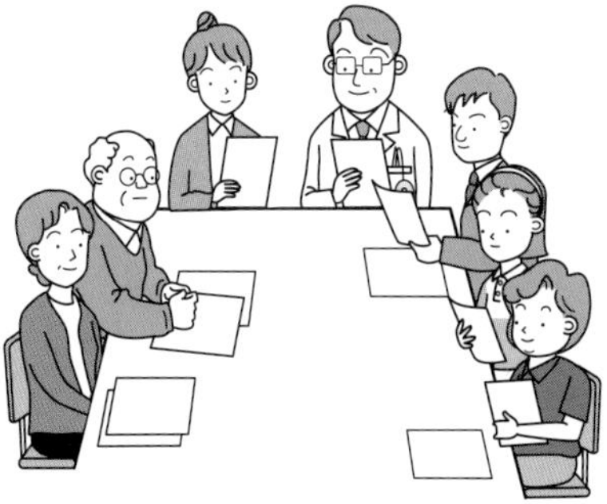

厚労省は、アドバンス・ケア・プランニングを「人生会議」と呼び※、もしものときのために、自分が望む医療やケアについて前もって考え、家族等や医療・ケアチームと繰り返し話し合い、共有する取組みとしています。

※ 2018年に「人生の最終段階における医療・ケアの決定プロセスに関するガイドライン」が改訂され、ACPが在宅の診療報酬に盛り込まれました。

7-2 看取りの場所と注意

以前の日本では、住み慣れた自宅で家族に看取られることが多かったのですが、今や病院や施設など自宅以外での看取りがほとんどです。それぞれ留意する点があります。

施設での看取り

施設といっても、特別養護老人ホームや有料老人ホーム、グループホームなど高齢者の施設は多岐にわたり、看取りに対する対応もさまざまです（➡P.49）。

施設の終末期対応を確認しておく

契約前に、その施設では終末期になった場合どのような対応がなされているのかを必ず確認しておいたほうがよいでしょう。その施設での具体的な看取りの様子を聞かせてもらうのも大いに参考になります。

協力医療機関について確認

施設での医療体制について、事前の確認も必要です。入所してからも、心身状態の変化に合わせて、時をみて本人の意思の確認を行っておくことが肝要です。施設（医療等担当）と、本人がこのような場合はどうするなどと、具体的な取り決めを日頃から行い、施設訪問や電話連絡で共有しておくことが大切です。

病院での看取り

高齢者施設は、医療施設ではないので、時間帯によっては、医療職（看護師等）が不在の場合もあり、その場合は、治療のため病院に緊急搬送されることがあります。

入院すると、病状（見通し）のこと、治療のこと（気管内挿管、心肺蘇生を含む積極的な延命措置の可否など）、ケアのことなどインフォームド・コンセント（説明と同意）が本人や家族に求められます。

自宅での看取り

内閣府で行った高齢者の健康に関する意識調査（平成29年版高齢社会白書）では、「治る見込みがない病気になった場合、最期はどこで迎えたいか」について、「自宅」54.6%、「病院などの医療施設」27.7%となっています。現状はともかく、昔も今も、住み慣れた自宅で最期を迎えたいという気持ちは、自然な思いなのかもしれません。

最期を迎えたい場所

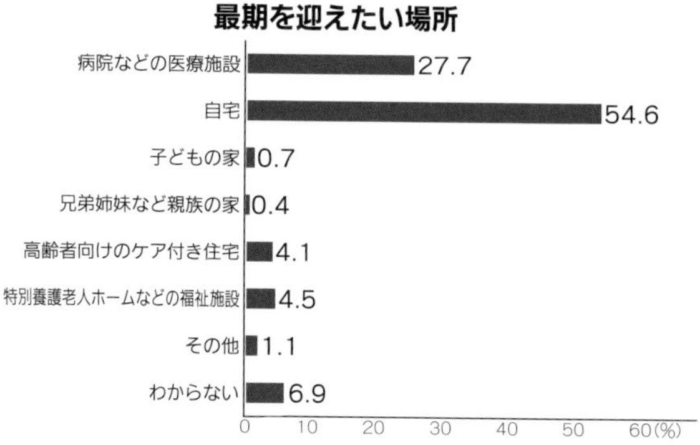

※ 調査対象は、全国55歳以上の男女
内閣府「平成29年版高齢社会白書」をもとに作成

自宅での看取りは、限りある残された時間を家族と共に生活できる安心感があり、本人にとっても精神的によいことです。しかし、その半面、家族への介護負担や経済的・精神的な負担があることも知っておかなくてはなりません。結果的に、「家族に迷惑（負担）をかけたくない。24時間の見守りやケア（医療）がある病院が安心だから」という考えに行き着く方もいます。

● 自宅での看取りで確認しておきたいこと

自宅での看取りを行う前に、いくつか確認しておかなくてはならない条件があります。

☑ 本人と家族が共に、自宅で最期を迎えたい、迎えさせたいという意思が明確であること

家族は、在宅介護に相当量の時間を費やすことになります。同居家族だけでなく、通って介護をする家族も、何人かで役割を分担し、作業を配分することが必要です。在宅では、介護力も重要な条件になります。

☑ 在宅での介護負担等を軽減するために、在宅医療や訪問介護サービスの終末期を援助するチームを整える

いつ、どのような時も24時間対応できる医療チームが必須です。医療（医師や看護師等）や介護（ケアマネジャーやヘルパー、福祉用具専門相談員等）のチームは、本人や家族が探さなくても、ケアマネジャーが本人や家族と話し

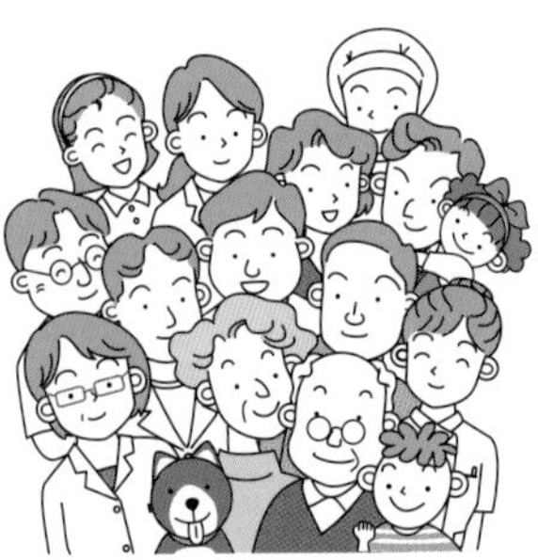

合い、意向を聞いて調整してくれます。終末期ケアに精通しているケアマネジャーに担当してもらいましょう。

memo 自然死

一般的に自然に老衰などで死亡することです。また回復の見込みのない状態の人に、延命措置をやめて、自然に死を迎えさせることを、日本では尊厳死や平穏死などと呼んでいます。日本尊厳死協会では、「人の不治から末期に際して、自己決定をして自分の死に方、延命措置の不開始または中止を求めた自然死のこと」と定義しています。

Column 介護が終ったあとで

終末期ケアを終えた介護者には、いつかはそのときが来ることを理解していても、なかなか受け入れられない悲しさがあります。介護や医療の担当者の訪問もなくなり、社会的な孤立感が生まれます。時間をかけた悲しみへのケア（グリーフケア）が必要です。

遺品の片付けやさまざまな手続きなどを行いながら、とまどいや、亡くなった大切な人の生きた意味、残された自分の生きる意味・意義などを一つひとつ整理し、これからの人生を前向きにすごすきっかけをつくっていきましょう。

7-3 遺言書と法定相続分

遺言書は、家族（親族）の相続手続きに大きな影響をもたらす重要な書類となります。また、相続割合の目安は法律で定められています。

自筆証書遺言と公正証書遺言

遺言書の書き方は法律（民法）で厳密に定められています。特殊な場合を除き、口頭で人に話をしたり、思いついたことをメモするようなものは無効となります。

一般的な遺言書には、自筆証書遺言と公正証書遺言の2種類があり、それぞれにメリット・デメリットがあります。そのことを理解したうえで、意思や目的に合ったものを選択しましょう。

法定相続分

亡くなった人の財産を誰がどのくらい相続するかは、法定相続分として民法で目安が定められています。相続についてはさまざまなケースがあり、とても複雑なので詳しくは法律の専門職などに相談してみましょう。

● 配偶者と子どもがいる場合

配偶者が1/2、残りの1/2を子ども（人数分）で分配します。子どもが2人の場合は、1人1/4ずつとなります。

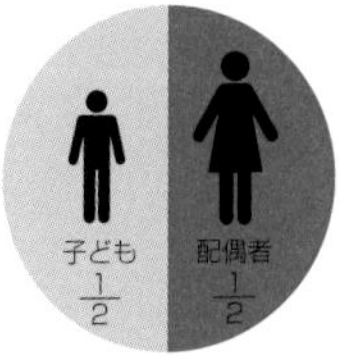

配偶者と子どもがいる場合

遺言書の種類

種類／作成方法	メリット	デメリット
自筆証書遺言 （自筆で書く）※1	・自分で作成するのでお金がかからない ・思いついたときにいつでも書ける	・内容や様式の不備で無効とされる可能性 ・盗難や紛失のおそれ ・遺言者の死後、発見されないおそれ ・開封に家裁の検認手続が必要※2
公正証書遺言 （公証人に作成してもらい公証役場で保管）	・保管が確実で、紛失・盗難・破棄・改ざんの恐れがない ・記載の不備がない ・検認手続が不要 ・自書しなくてよい	・公証人等の諸費用がかかる（財産に応じて変わる）・証人２名が必要

※１　財産目録以外は、遺言者が全文を自筆、押印しなければなりません。財産目録は、ワープロ作成、通帳のコピーや不動産の登記事項証明書等も可ですが、全ページに署名と捺印が必要です。

※２　2020年７月から法務局で自筆遺言書を保管してもらえるようになり、その場合は検認も不要となります。

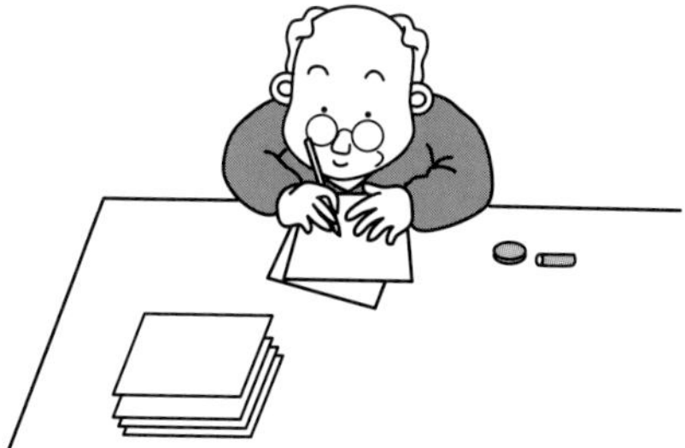

● 配偶者はいないが子どもがいる場合

子どもが1となります。子どもが2人の場合は、1人1/2ずつとなります。

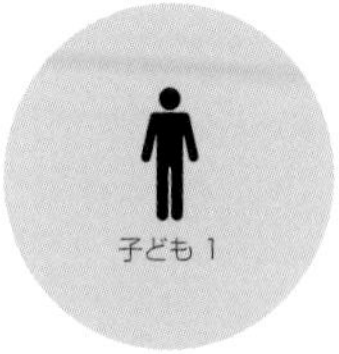

配偶者がおらず子どもだけの場合

● 子どもはいないが、配偶者と兄弟姉妹がいる場合

配偶者が3/4、兄弟姉妹が1/4となります。

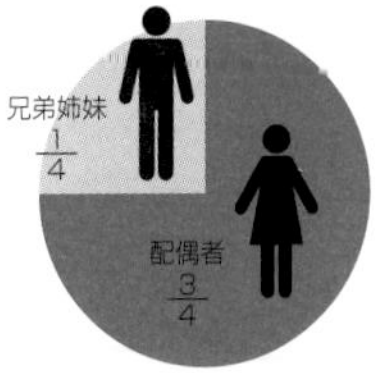

配偶者と兄弟の場合

● 配偶者と父母（直系尊属）がいる場合

配偶者が2/3、父母が1/3となります。

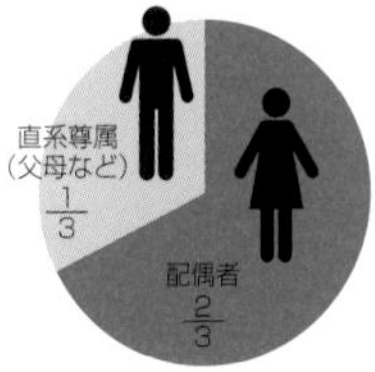

配偶者と父母の場合

Column 遺産の相続について

①遺言者や財産の確認

・公証人役場（公正証書遺言書）
・金融機関（預貯金、信託、貸金庫等）
・自宅（自筆証書遺言書、金庫、タンス等）

上記の箇所などを確認し、残高証明書等の資料を参考に財産目録を作成します。負債等負の遺産についても調査します。相続放棄もできますが、期限は相続の開始を知ってから3か月以内です。

②相続人の確定

故人（被相続人）の配偶者は、常に相続人となります。法定相続人は民法で順位が決められていて、相続割合も決められています。

③相続人との話し合い・遺産分割

遺産分割協議書を作成し、それに基づいて不動産相続登記・預貯金の名義変更など諸手続きをします。

④相続税の申告

必要に応じて、10か月以内に、所轄税務署に申告します。原則、現金で一括納付となります。

遺産相続については、相続財産が多種多様、相続人の間で話し合いがまとまらない、遺言書の配分が煩雑であるなどの場合は、弁護士、司法書士、税理士等の専門職に委ねることも検討しましょう。依頼費用がかかっても、結果的に適切かつ迅速に解決できます。

7-4 亡くなったあとの手続き

亡くなったあとの手続きは、故人の生前の姿を思い返す間もなく迫ってきます。特に行政への事務手続きは、死亡から何日以内と期限が定まっているものが多くあります。なお、死亡届の提出の際、手続き一覧等を渡されることもあります。

行政への事務手続き

・死亡届等

窓口 市区町村役場　**期限** 7日以内

死亡届は死亡診断書と用紙1枚です。合わせて埋葬・火葬許可申告書を提出します。葬儀社が代行してくれます。事後必要な場合のためにコピーをとっておきましょう。

・世帯主の変更届[※1]

※1 届け出が不要の場合もあります。

窓口 市区町村役場　**期限** 14日以内

・医療保険、介護保険の資格喪失届

窓口 市区町村役場[※2]　**期限** 14日以内

死亡届と合わせて手続きする場合は届出不要です。

※2 国民健康保険、後期高齢者医療制度の場合。それ以外の場合は、各保険者に確認してください。

・公的年金の受給について（➡P.194）

・戸籍に関すること

窓口 市区町村役場　**期限** なるべく早く

復氏届、婚姻関係終了届等です。

障害者手帳、マイナンバーカード、パスポートなどの証明書・手帳はなるべく早めに返却します。

葬祭費､高額医療費などの申請

・葬祭費（埋葬料）の申請

窓口 市区町村役場または健康保険組合など

期限 原則２年以内

葬祭費は国民健康保険・後期高齢者医療制度の加入者の場合、埋葬料は健康保険（会社員等）の加入者の場合に給付されます。

・高額療養費の申請

窓口 市区町村役場　**期限** 原則２年以内

自己負担限度額を超える医療費を支払っていた場合、払い戻しが受けられます。

・故人の所得税の準確定申告

窓口 税務署　**期限** 原則４か月以内

生前に支払った医療費が多額の場合など、必要に応じて所得税の申告と納税を行います。

各種サービスの事務手続き

本人死亡が確認されると、故人の銀行口座は凍結され、各種サービス等の自動引落ができなくなります。

公共料金（電気・ガス・水道）、NHK等受信料、携帯電話・固定電話、クレジットカード、賃貸借住宅（アパート・公団等）、保険会社等への事務手続きも早めに行いましょう。

7-5 残された人への所得保障など

故人との思い出は、残された家族（遺族）にとって、これから生きていくうえで、大切な心の糧となりますが、これからの生活についても具体的に考えなくてはなりません。

故人の年金受給に関して

・年金受給者死亡届※

※日本年金機構にマイナンバーが収録されている場合は原則不要。

窓口 年金事務所

期限 国民年金14日以内、厚生年金10日以内

年金の受給停止手続きです。手続きが遅れて、死亡後も年金が支給された場合は、その分を返さなければなりません。

・未支給年金の請求

窓口 年金事務所　**期限** 5年以内

亡くなった月までは、年金給付はあります。未支給分があれば請求ができます。

残された遺族への年金支給等に関して

・遺族基礎年金（国民年金）

窓口 市区町村または年金事務所

期限 亡くなった日の翌日から5年以内

基礎年金加入者が亡くなった場合、故人に生計を維持されていた家族に対し給付されます（➡P.130）。

・寡婦年金（国民年金）

窓口 市区町村または年金事務所

期限 亡くなった日の翌日から5年以内

遺族基礎年金の受給要件に該当しない60～65歳の妻に支給されます（➡P.132）。

・遺族厚生年金（厚生年金）

窓口 年金事務所

期限 亡くなった日の翌日から5年以内

厚生年金加入者が亡くなった場合、故人に生計を維持されていた家族に対し給付されます（➡P.131）。

・死亡一時金（国民年金）

窓口 市区町村または年金事務所

期限 亡くなった日の翌日から2年以内

国民年金に3年以上加入していた第1号被保険者が死亡した場合、故人に生計を維持されていた家族に対して給付される一時金です。

memo **昨今の墓事情**

近年、先祖代々の墓地のほか、霊園（区画墓地）、永代供養（合祀、納骨堂、樹木葬、海洋葬）等、いろいろなタイプの墓が増えてきました。また、改葬や墓じまいも話題になっています。

「改葬」は、遠方の墓を自宅の近くに移すなど、今ある墓を別の場所に移すことです。改葬には、元の墓地と新しく移す墓地両方の管理者、行政への届け出が必要です。「墓じまい」とは、子どもに負担をかけたくない、独身で今後墓地を管理する人がいない等の理由で、今の墓から遺骨を取り出し、墓石等を崩し、安置場所（永代供養など）に遺骨を移すことです。

索　引

さ行

■著者紹介

鈴木 四季(すずき しき)

しおん社会福祉士事務所所長。武蔵野大学通信教育学部非常勤講師。ルーテル学院大学大学院修了(社会福祉学修士)。社会福祉士、精神保健福祉士、主任介護支援専門員、介護福祉士、保育士。社会福祉協議会、社会福祉法人、医療法人、NPO等にて、就学前障害児、心身障害者、高齢者等を支援、おもに地域福祉の実践者として居宅介護支援や権利擁護等に携わる。

●表紙デザイン …………………… 釣巻デザイン室
●表紙イラスト …………………… 加藤マカロン
●本文デザイン/レイアウト … 田中 望
●本文イラスト …………………… 安藤しげみ

【ポケット介護《かいご》】
[高齢者《こうれいしゃ》と家族《かぞく》のための]
暮《く》らしを守《まも》る制度《せいど》とサービス
——介護《かいご》、病気《びょうき》からお金《かね》、成年後見《せいねんこうけん》まで

2020年 5月16日 初版 第1刷発行

著 者 鈴木《すずき》 四季《しき》
発行者 片岡 巌
発行所 株式会社 技術評論社
東京都新宿区市谷左内町21-13
電話 03-3513-6150 販売促進部
03-3513-6166 書籍編集部
印刷/製本 日経印刷株式会社

ISBN978-4-297-11353-7 C2047

Printed in Japan

本書の内容に関するご質問はFAXまたは書面にてお送りください。弊社ホームページからメールでお問い合わせいただくこともできます。

【書面の宛先】
〒162-0846
東京都新宿区市谷左内町21-13
株式会社技術評論社 書籍編集部
『【ポケット介護】[高齢者と家族のための] 暮らしを守る制度とサービス』係

【FAX】03-3513-6183

【URL】https://gihyo.jp/book